Thomas Rogall

Erste Hilfe für die **Füße**

Präventiv üben, Schmerzen lindern, Operationen vermeiden

Mit effektiven Übungen für zu Hause

herbig

AF637506

Inhalt

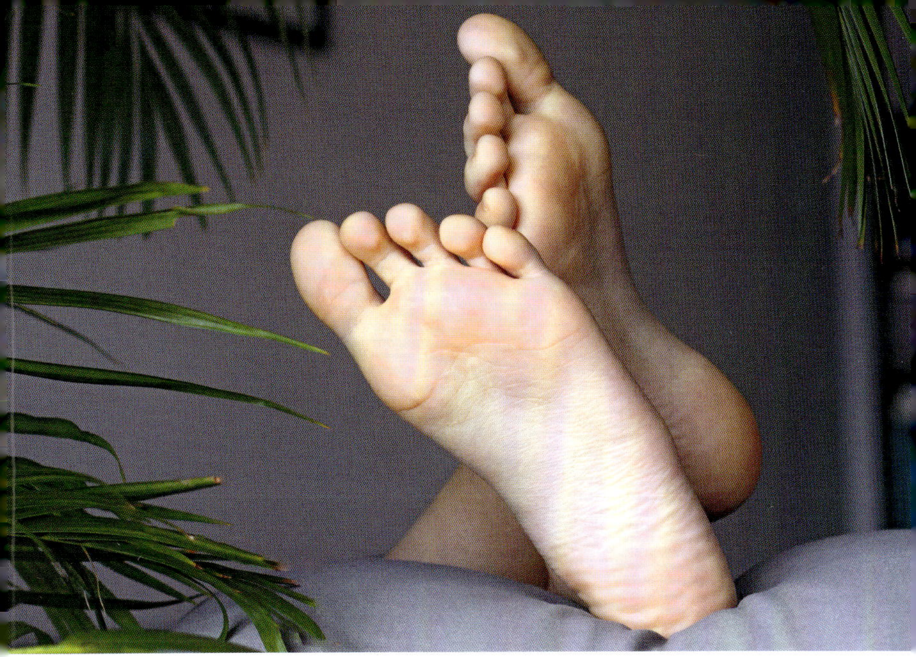

Was tun bei **schmerzenden Füßen**

Ihr Fuß ist ein feinfühliges, zartes Organ. Er lässt Sie mit 50.000 Nervenenden Kälte, Wärme, Druck und Schmerz wahrnehmen. Es ist sehr wichtig, zu spüren, ob im wahrsten Sinne des Wortes etwas »schief« läuft. Gesunde und schmerzfreie Füße sind der Spiegel eines gesunden und gut koordinierten Körpers.

Dieser Ratgeber soll Sie zum Experten für Ihre Füße machen. Sie erhalten deshalb zunächst einen Überblick über Aufbau und Funktion des Fußes und werden durch die eigene Untersuchung ein Verständnis für seine federnde Kraft entwickeln. Durch die Massage der Muskeln und des Bindegewebes (u. a. Faszien) mit dem Igel-, Noppen- oder Tennisball an Fuß und Unterschenkel und mithilfe von Massagerollen für Ihr Bein gewinnen Sie die kraftvolle Elastizität Ihres Fußgewölbes und eine entspannte Muskulatur des gesamten Beins zurück. Für eine ausgewogene Belastung Ihrer Füße erhalten Sie eine Anleitung zur Koordination Ihres Körpers beim Gehen. Die wichtigste feinmotorische Übung für Ihre Füße folgt im Anschluss. Sie gibt Ihnen die Möglichkeit, den Verformungen der Füße Einhalt zu gebieten und die verloren gegangene Kraft des Fußgewölbes wiederzugewinnen. Sie werden lernen, wie Sie die häufigsten Schmerzen im Bereich des Vorfußballens mithilfe eines Kinesio-Tapes, also eines elastischen Klebebandes, selbst behandeln können. Tipps zum Schuhkauf und zur Möglichkeit der Präparation von eleganten Schuhen, zum Barfußgehen

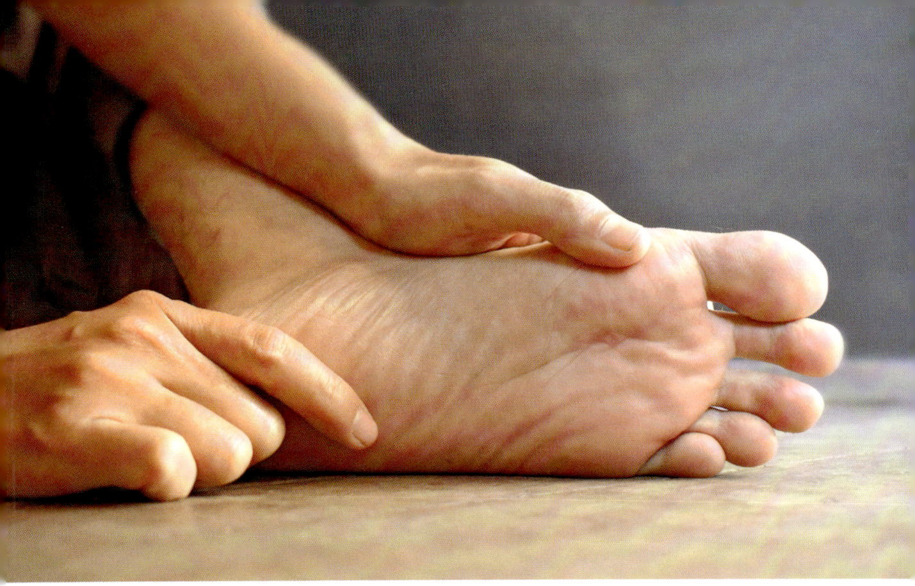

Zart und feinfühlig! Unsere Fußsohle ist ein Wunderwerk der Evolution.

und zur richtigen Temperatur Ihrer Füße sowie zu Einlagen, Bandagen oder kleinen Hilfsmitteln werden Ihr Wissen abrunden. Am Ende steht für den Notfall eine OP-Checkliste bereit.

Ich habe in meiner langjährigen Arbeit als Physiotherapeut und Leiter der Fuß-Schule München ein Konzept entwickelt, das Ihnen Hilfe zur Selbsthilfe bietet. Dadurch können Sie Schmerzen in den Griff bekommen, Operationen vermeiden und präventiv tätig werden. Nur wenn alle konservativen Behandlungsstrategien scheitern, kann eine Operation bei anhaltenden Schmerzen und Entzündungen unumgänglich und sinnvoll sein. Bevor es aber so weit kommt, gibt es (jenseits von Einlagen) viele Möglichkeiten, die ich Ihnen in diesem Buch an die Hand (bzw. an den Fuß) geben möchte. Schenken Sie Ihren Füßen Liebe und Anerkennung und tun Sie Ihren Füßen regelmäßig etwas Gutes!

Ihr Thomas Rogall

Die Bauweise **des Fußes**

Beim Stehen und Gehen wirken große Brems- und Beschleunigungskräfte auf Ihre Füße. Deshalb ist der Fuß gleichzeitig federnd flexibel und durch seinen Gewölbeaufbau kräftig und stabil. Erfahren Sie in diesem Kapitel mehr über den Aufbau und die Fähigkeiten Ihres Fußes.

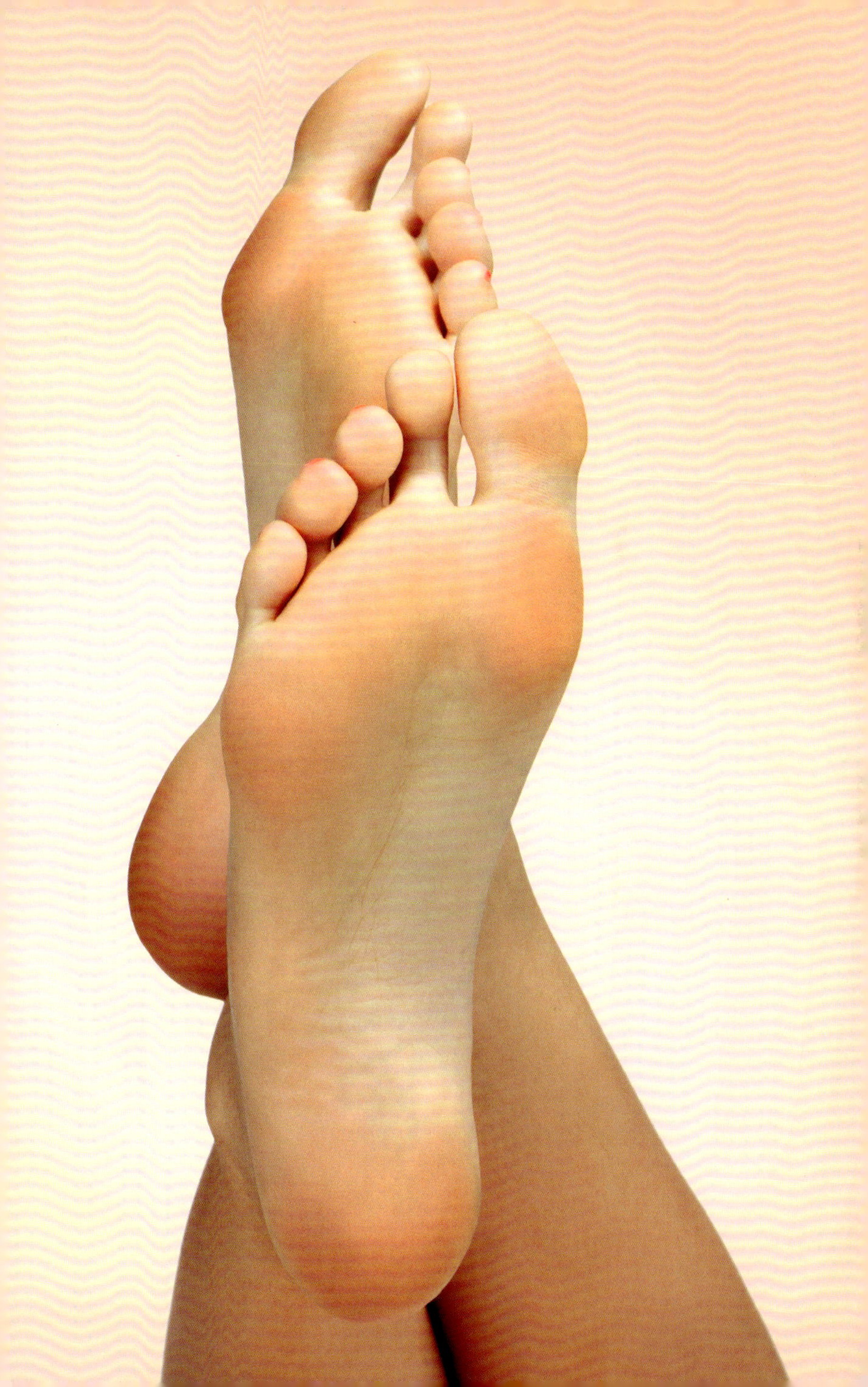

Die **Grundlagen**

Flexibilität und Stabilität

Die Kräfte, die durch das Abbremsen bei der Landung und das Beschleunigen beim Abdrücken des Fußes vom Boden auf Ihren Fuß wirken, sind extrem hoch und betragen beispielsweise bei steilem Berghinabgehen bis zu einer Tonne. Deshalb ist der Fuß anpassungsfähig und elastisch, er kann nachgeben. Dafür besteht er aus 28 kleinen Knochen, die durch 33 Gelenke

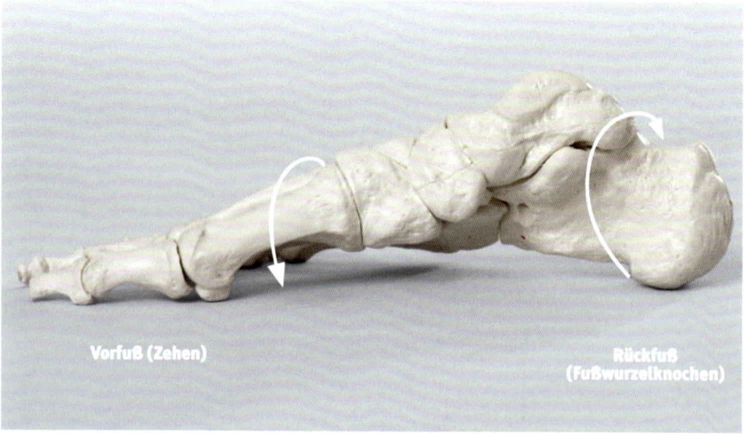

Die spiralige Verwringung von Rück- und Vorfuß

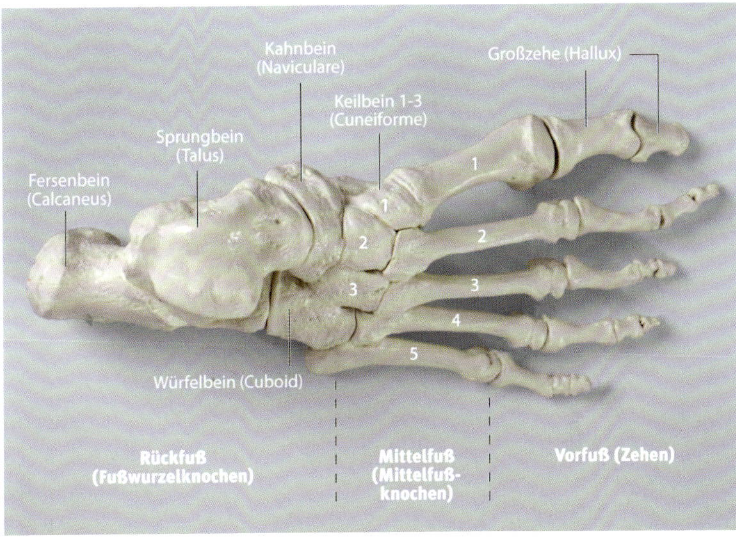

Die Knochen unseres Fußes von oben betrachtet

verbunden sind. Um bei Belastung Stabilität zu bieten, besitzt er ein Gewölbe. Es entsteht durch die dreidimensionale Drehung der Knochen des Rückfußes zum Vorfußballen um neunzig Grad in die Senkrechte und die Form der Keilbeine und keilförmigen Basen Ihrer Mittelfußknochen, die sich auf der Höhe Ihres Ristes, dem höchsten Punkt des Fußgewölbes, befinden. Der architektonische Trick einer Gewölbekonstruktion bietet dabei mit minimiertem Aufwand an Gewebe, also Knochen, Muskulatur und Bindegewebe, ein Maximum an Halt.

Die Ferse als Ruder

Die aus der Waagerechten in die Senkrechte aufgerichtete Ferse dient dem Fuß als »Steuerruder« für die gleichmäßige Belastung auf alle fünf Mittel- und Vorfußstrahlen mit den Zehen. Die Belastung des Fußes sollte bei der

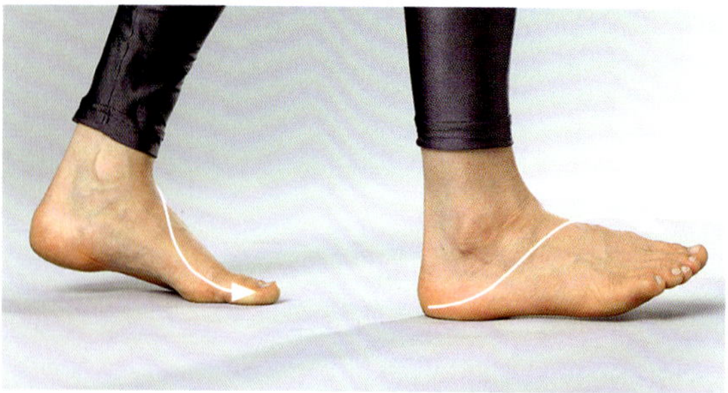

Im Bild erkennen Sie anhand der Pfeile die Druckbelastung des Fußes von hinten außen nach vorne innen.

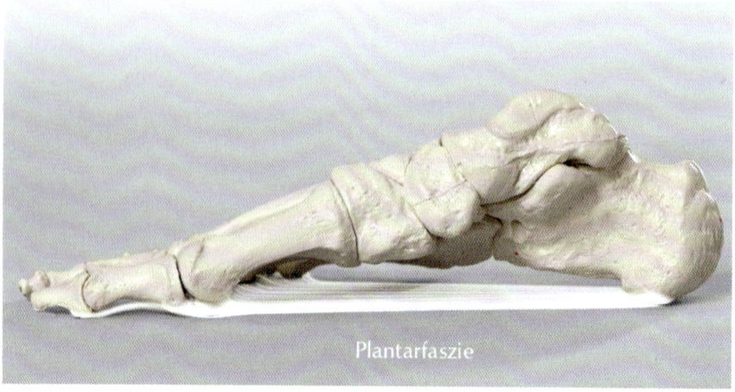

Die hier deutlich erkennbare Plantarfaszie wandelt den Druck des Fußbogens in Zug um.

Bewegung des Körpers über dem Fuß in der Standbeinphase immer zentriert auf alle Punkte der Fußsohle einwirken. Da Sie einen linken und einen rechten Fuß besitzen und sich kein Fuß direkt unter der Mitte des Körperlots befindet, ist dies keine leichte Aufgabe. Die Belastungskurve bei einem Schritt läuft deshalb vom ersten Auftrittspunkt auf der Ferse, mehr außen als innen, nach vorne innen. Die Ferse darf dabei nicht nach innen oder außen drehen und kippen – wie es z. B. beim Knick-Senk-Spreizfuß oder Hohlfuß der Fall ist.

Auf der Unterseite des Fußes befindet sich außerdem eine dicke Fettschicht zur Dämpfung und Wärmeisolation. Muskeln mit starken Sehnen und eine Vielzahl von Bändern und Faszien geben den Knochen des Gewölbes elastischen Halt.

Die Muskulatur stabilisiert das Fußgewölbe

Nach der stoßartigen Gewichtsaufnahme durch die Landung auf dem Boden gibt der Fuß durch die Vorwärtsbewegung des Körpers über ihm ein wenig nach, wird größer und breiter. Der Druck wird durch das Bindegewebe (Sehnen, Bänder und Faszien) und Muskeln in Zug umgewandelt. Sie müssen trotz der großen Kräfte nur sehr wenig Muskelkraft aufwenden.

Die Konstruktion des Fußgewölbes ist selbsttragend und bildet das Hauptelement der »Kraft« des Fußes. Die Muskulatur versucht trotz unterschiedlicher Druckverteilung in den unterschiedlichen Phasen der Vorwärtsbewegung des Körpers über dem Fuß durch Auf- und Abbau von Muskelspannung das Gewölbe zu stabilisieren. Sie ist zum Erhalt des federnd nachgebenden Gewölbes feinmotorisch tätig. Allerdings kann Ihr Fußgewölbe durch die Instabilität der Ferse seine Wirkung verlieren und der Fuß sich dadurch mit den Jahren verformen. Stehen die kleinen Knochen Ihrer Füße ungünstig zueinander, so befinden sich die kleinen Fußmuskeln und das dazugehörige Bindegewebe in einem gedehnten oder verkürzten Zustand und können ihre Funktion schlecht erfüllen.

Das Fußgewölbe – ein kleiner Leitfaden

- Das **Gewölbe** des Fußes entsteht durch die dreidimensionale Drehung des Vorfußes zum Rückfuß.
- Die **Kraft** des Fußes besteht aus der architektonischen Anordnung der Knochen zu einem Gewölbe.
- **Muskulatur und Bindegewebe** stabilisieren die Konstruktion bei der zugelastischen Ausdehnung des Fußes unter Belastung.

Die eigene **Untersuchung** des Fußes

Fuß-Check

Durch die eigene Untersuchung verknüpfen Sie die sinnliche Erfahrung Ihres mit in etwa 70.000 Nervenendigungen ausgestatteten Fußes mit Ihrem gewonnenen anatomischen Verständnis. Setzen Sie sich dazu am besten auf einen Stuhl oder auf den Boden, ziehen Sie Ihre Schuhe und Socken aus und legen Sie einen Fuß auf Ihren Oberschenkel, falls Sie sich auf einem Stuhl befinden. Auf dem Boden sitzend winkeln Sie eines Ihrer Beine vor sich an. Betrachten Sie nun zunächst Ihre Fußsohle. Sie sehen den langgezogenen Bogen des Längsgewölbes auf der Innenseite des Fußes.

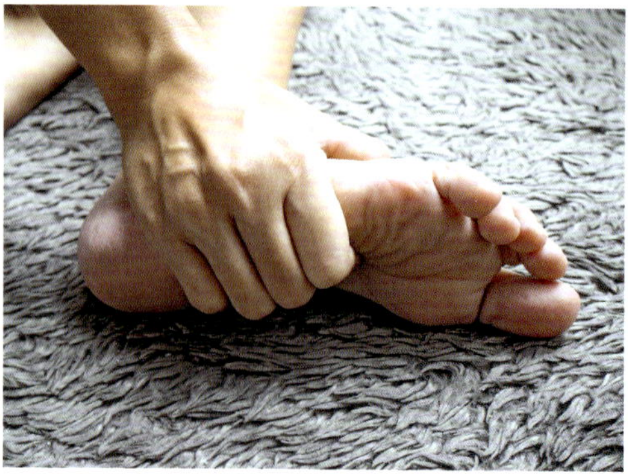

Mit sanftem Druck auf die Fußsohle können Sie das Fettgewebe sowie die Plantarfaszie erspüren.

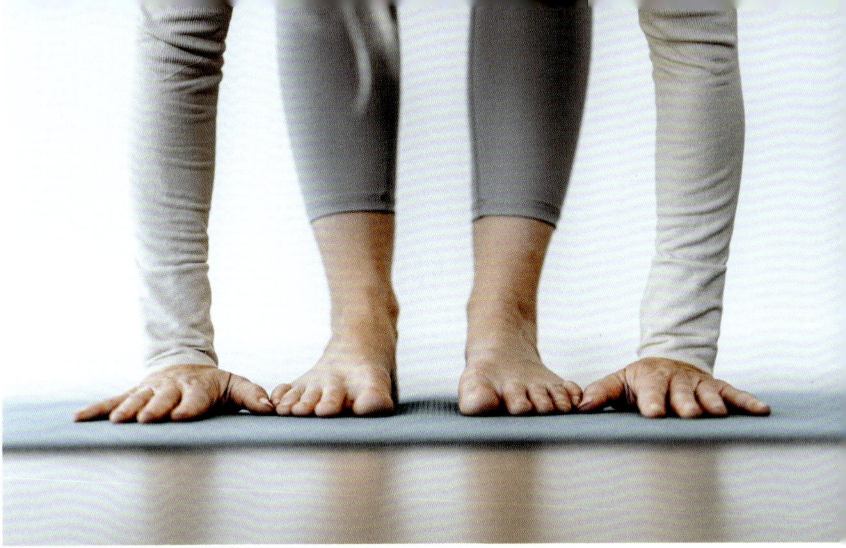

Die anatomische Ähnlichkeit von Händen und Füßen wird im direkten Vergleich besonders deutlich.

Da Ihre Hand ebenfalls eine Gewölbekonstruktion besitzt, und da die Hände Ihnen ein Leben lang näher als Ihre Füße sind und Sie wesentlich mehr Erfahrung mit Ihren Händen gesammelt haben, möchte ich mit Ihnen jetzt Hand und Fuß vergleichen. Beide ähneln sich in Ihrem Aufbau und Sie können sich deshalb beim späteren Üben immer wieder Ihren Fuß als »Hand« vorstellen. Legen Sie dazu Ihre gegenüberliegende Hand mit dem offenen Handteller neben Ihren Fuß und vergleichen Sie das Gewölbe des Fußes mit Ihrem Handgewölbe. Der Unterschied in der Größe zwischen Hand und Fuß liegt vor allem im Bereich der Fuß- bzw. Handwurzelknochen: Die gesamte hintere Hälfte des Fußes, von der Ferse bis zum Rist, besteht aus sieben Fußwurzelknochen, während Sie an der Hand nur eine kleine schmale Doppelreihe Handwurzelknochen am Übergang zwischen Hand und Unterarm besitzen. Vergleichen Sie anschließend Ihre Mittelhand- mit den Mittelfußknochen, so sehen Sie, dass dieser Bereich sich ähnelt. Blicken Sie abschließend in Ihren Handteller, sehen Sie ein rundes Kuppelgewölbe mit der Besonderheit eines zur Abspreizung fähigen Daumens. Am

Fuß hat sich die große Zehe im Laufe der evolutionären Entwicklung zum aufrecht stehenden und gehenden Menschen immer mehr dem zweiten Strahl angenähert und die große Beweglichkeit des Daumens verloren.

Der Bogen des Längsgewölbes ist am Fuß ausgeprägter. Das Quergewölbe des Fußes ist weniger offensichtlich, aber vorhanden. Im Ballenbereich Ihrer Füße befinden sich die Grundgelenke der Zehen, die dabei etwas kürzer sind als Ihre Finger. Vergleichen Sie auch hier die Anordnung der Gelenke mit Ihrer Hand. Bewegen Sie Zehen und Finger ein wenig auf und ab.

Die unterschiedlichen Gewebe des Fußes

Nach dem Vergleich der Gewölbekonstruktion von Fuß und Hand möchte ich Sie jetzt mit den unterschiedlichen Geweben des Fußes vertraut machen.

1. Drücken Sie dazu als Erstes im Ballenbereich und anschließend an der Ferse mit Ihren Fingern von unten in die Fußsohle. Sie spüren die dicke, leicht verschiebliche Fettschicht des Fußes in diesen Bereichen, vergleichbar auch mit der Wahrnehmung beim Untersuchen einer Tierpfote.

2. Ziehen Sie jetzt Ihre Zehen nach oben und gleiten Sie mit einer Hand unter den höchsten Punkt des Gewölbebogens des Fußes. Sie können dort Ihre Plantaraponeurose, auch Plantarfaszie genannt, tasten. Sie ist auf der Unterseite des Gewölbebogens, wie ein großer Zuggummi mit zehnprozentiger Elastizität, gespannt. Bewegen Sie die Zehen ein wenig auf und ab, um die unterschiedliche Zugspannung wahrzunehmen.

3. Drücken Sie nun die feine Muskulatur in den Zwischenräumen der fünf Mittelfußknochen. Sie ist für den Spannungserhalt des querlaufenden Bogens des Gewölbes zuständig und für das spätere Üben sehr wichtig. Auf der unteren Innen- und Außenseite des Fußes sind ebenfalls deutlich Muskeln zu ertasten. Auch diese geben dem Gewölbe Halt und Spannung.

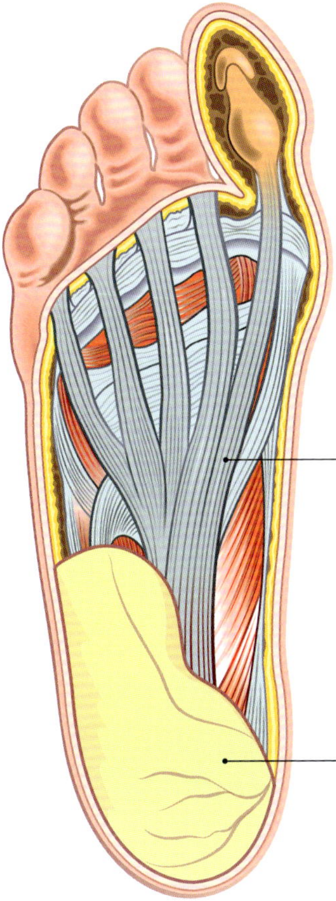

Das Fettgewebe, die dicke, leicht verschiebbare Fettschicht des Fußes, bedeckt die gesamte Fußsohle. Hier noch zu erkennen: Die Plantarfaszie sowie die Muskulatur und die Bänder des Fußes.

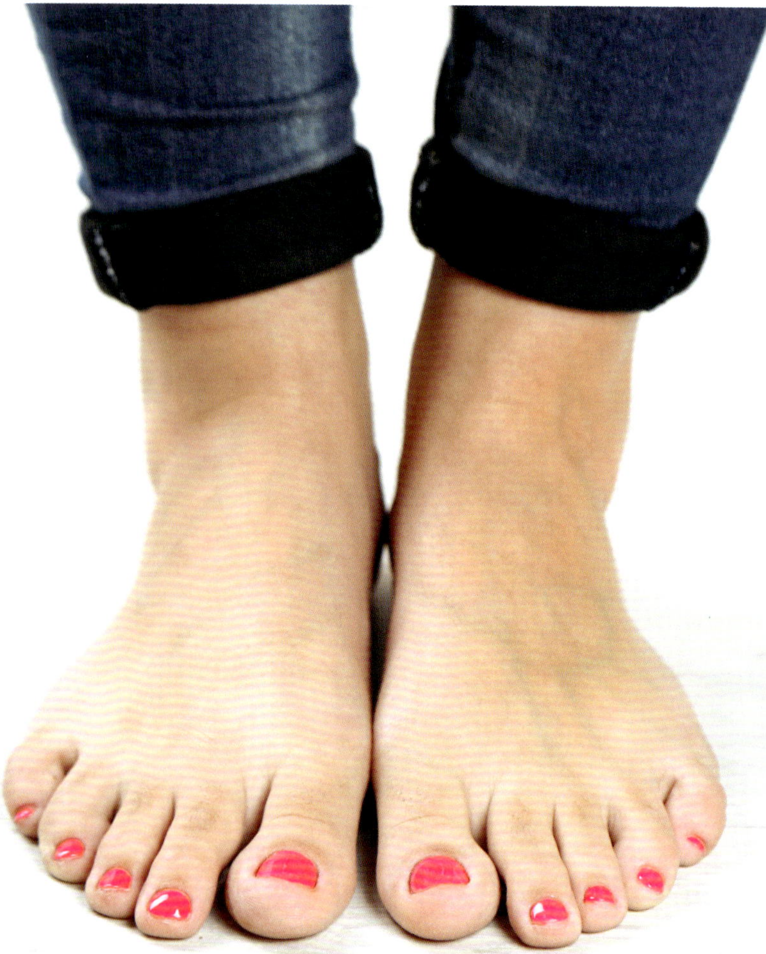

4. Am Ende der eigenen Untersuchung des Fußes strecken Sie bitte Ihre beiden Beine vollständig aus. Sollten Sie auf einem Stuhl sitzen, müssen Sie sich jetzt auf den Boden oder auf Ihr Bett setzen. Betrachten und vergleichen Sie die Grundspannung der Muskulatur von Fußrücken und Fußsohle. Zeigen Ihre Zehen in Richtung Schienbein?
Dann ist die Muskulatur Ihrer Zehen auf dem Fußrücken und an Ihrem Unterschenkel zu aktiv. Der Vorfußballen wird dadurch gespreizt. Ihre Zehen neigen dann zur Krümmung und zeigen meist nicht mehr geradeaus. Die Muskulatur der Fußsohle bzw. des Fußgewölbes verliert so an Kraft und hat keine Chance gegen den starken oberen Zug. Ihre Zehen sollten, ohne dass Sie etwas unternehmen müssen, gestreckt in Verlängerung der fünf Mittelfußknochen stehen. Außerdem wäre ein winziger Abstand zwischen ihnen günstig. Sie können zum Vergleich Füße von Babys oder Kleinkindern betrachten. Deren Füße besitzen ein ausgewogenes Spannungsgleichgewicht zwischen Fußsohle und Fußrücken. Sie sind dadurch gleichzeitig elastisch und durch den Gewölbebogen stabil. Auch Ihre Füße besaßen in Ihren frühen Jahren dieses Gleichgewicht.
Sollten Ihre Zehen ein wenig oder auch sehr viel zur Fußoberseite gezogen sein und nicht mehr geradeaus zeigen, befinden Sie sich in guter Gesellschaft. In unserem Kulturkreis besitzen fast neunzig Prozent aller Menschen einen Spreizfuß und Verformungen der Zehen (siehe auch mein Buch zum Hallux valgus). Sie können sich auch hier wieder mit einem Vergleich zu Ihren Händen und Fingern ein Bild von Ihrem Fuß machen. Ziehen Sie Ihre Finger nach oben, wird sich das Gewölbe der Hand spreizen. Genauso verhält es sich am Fuß. Krankheitsbilder wie Arthrose, Metatarsalgie, Morton Neurom und Plantarfasziitis/Fersensporn sind die Folge.

Auch bei diesen attraktiven und jungen Füßen sind erste Veränderungen der Zehenstellung sichtbar. Achten Sie vor allem auf die kleinen und großen Zehen.

Verformungen und Erkrankungen **des Fußes**

In diesem Kapitel möchte ich Ihnen die häufigsten Diagnosen und Krankheitsbilder des Fußes näher erläutern. Mit ihnen werden Symptome beschrieben und in eine Kategorie eingeordnet. Auch dieses Wissen hilft Ihnen weiter, die große Anpassungsfähigkeit des Fußes zu verstehen.

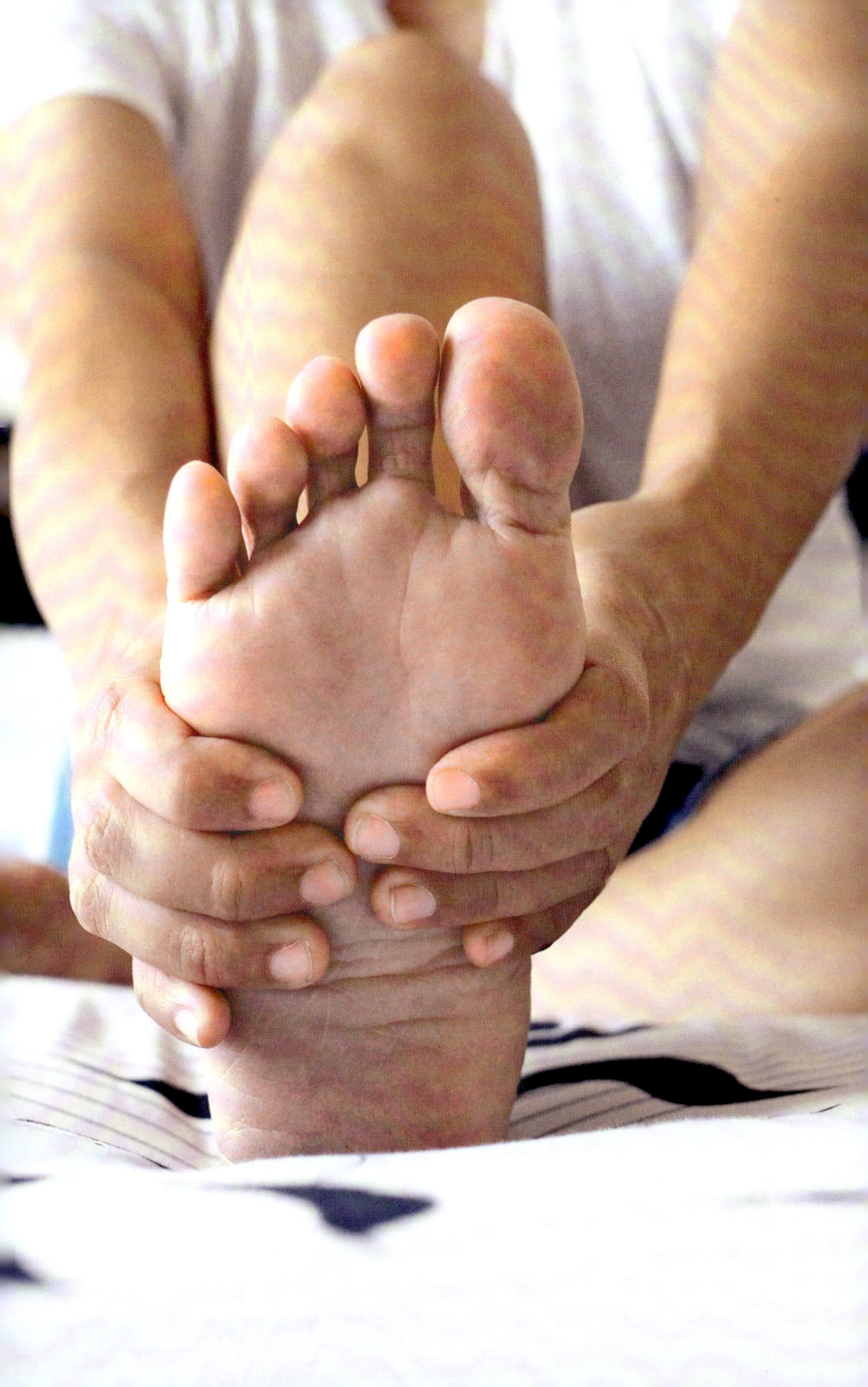

Häufige **Krankheitsbilder**

Der Fuß ist beim Gehen gemäß seiner Konstruktion ungünstig belastet. Die Bewegung des Körpers über dem Fuß ist entscheidend. Wackelt der Fuß beim Gehen aufgrund eines schlecht ausbalancierten Körpers hin und her, verändert sich seine Konstruktion, und Beschwerden und verschiedene Erkrankungen können sich ausbilden. Im Folgenden stelle ich Ihnen häufige Krankheitsbilder vor. Für ein erstes biomechanisches Verständnis werde ich Ihnen dabei zu jedem Krankheitsbild auch eine kurze Beschreibung der Ursache geben. Im Verlauf des Buches werden Sie dafür ein immer größeres Verständnis entwickeln.

Knick-, Senk-, Spreizfuß (KSSF)

Der Knick-, Senk-, Spreizfuß (abgekürzt oft KSSF) wird von Ärzten und Ärztinnen bei schmerzenden Füßen oft als Erstes diagnostiziert. Es wird mit diesen Bezeichnungen aber lediglich die Stellung der Knochen in Bezug zur Gewölbefunktion des Fußes beschrieben. Alle Fußfehlformen können vollkommen asymptomatisch und schmerzfrei sein. Wenn Ihre Ferse kippt und nach innen dreht, senkt sich das ganze Gewölbe des Fußes in Richtung Boden ab – deutlich zu sehen in Abb. 1, wo die nach innen gekippte Ferse am leicht gekrümmten Verlauf der Achillessehne zu erkennen ist. In Abb. 2 wird die Innenkippung mit gleichzeitigem Gewölbeverlust am hinteren Fuß sehr deutlich. Die Knie drehen dadurch ebenfalls nach innen.

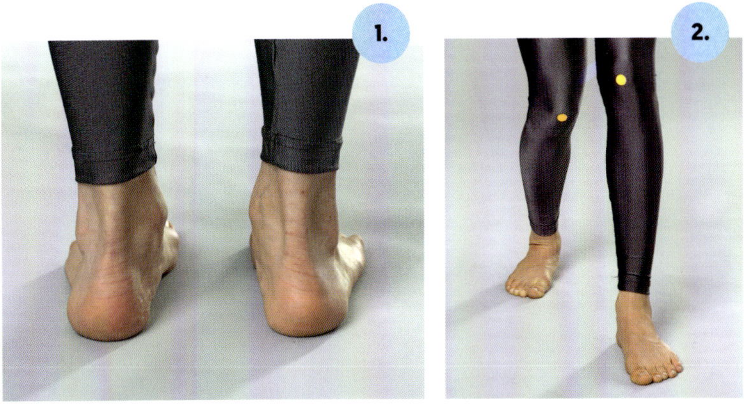

Im ersten Bild ist die Innenkippung der Ferse vor allem am rechten Fuß gut erkennbar. Im zweiten Bild sehen Sie die häufige Folge: Die mit gelben Punkten markierten Knie drehen im Sinne einer X-Beinstellung nach innen.

In der Folge kann sich die Muskulatur verspannen und an den Sehnen und ihren Ansätzen am Knochen können erste Schmerzen auftreten. Oft ist durch die Instabilität der Ferse auch der Vorfuß betroffen. Dort wird bei einer Verbreiterung von einem Spreizfuß und in Kombination aller Komponenten von einem Knick-Senk-Spreizfuß (Diagnose KSSF) gesprochen. Die Spreizung des Fußes im vorderen Ballenbereich kann bei längerer Belastung des Fußes beim Gehen und Laufen ebenfalls zu Irritationen und Schmerzen führen.

Der Spannungsbogen des Quergewölbes sinkt ab und die Muskulatur zwischen den Mittelfußknochen ist überdehnt und dadurch geschwächt. In der Mitte der Unterseite des Vorfußballens bildet sich vermehrt Hornhaut, was Ihnen vor allem beim Abrollen und Abdrücken des Fußes schmerzhaft bewusst wird. Ihnen passt außerdem kein schmal geschnittener Schuh, ohne an den Außenseiten zu drücken.

Der Spreizfuß ist durch die geringe Aktivität der Füße durch das Tragen von Schuhen und das Gehen auf ebenen Böden bei den meisten Erwachsenen die Regel, und das Tragen hoher Absätze fördert ihn noch zusätzlich. Eine besondere Form des Spreizfußes ist die Abspreizung des ersten vom zweiten Mittelfußknochen, der Hallux valgus. Zu dieser häufigsten Veränderung des Fußes habe ich ein eigenes Buch veröffentlicht, weshalb sie hier nicht näher besprochen wird: Hallux valgus – die besten Übungen zur Selbsthilfe, erschienen ebenfalls im Herbig Verlag.

Senkfuß und Plattfuß

Manchmal ist auch ohne eine Innenkippung der Ferse lediglich die Spannung der Faszien- und Bandstrukturen des Fußgewölbes zu gering. Dann wird von einem Senkfuß – oder bei einer zusätzlichen Innenkippung der Ferse sogar vom sehr seltenen Plattfuß – gesprochen. Leider haben viele Menschen in ihrer Kindheit viel zu schnell das Stigma eines Plattfußes verpasst bekommen, obwohl sie nie oder zumindest als Erwachsene keine Plattfüße besitzen.

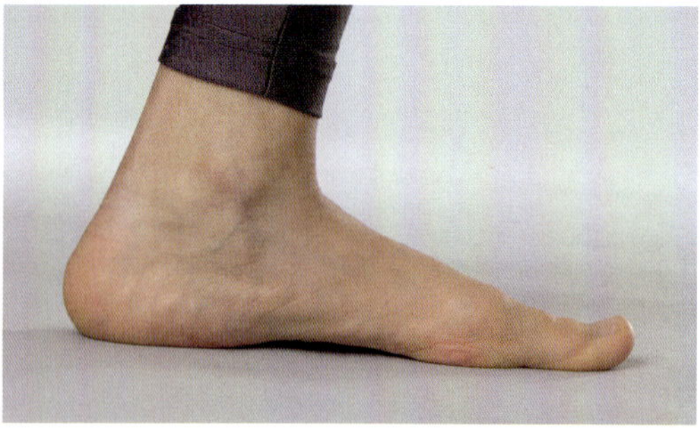

In diesem Bild ist der abgesunkene Gewölbebogen des Senkfußes gut erkennbar.

Hohlfuß

Bei einem Hohlfuß kippt und dreht die Ferse nach außen und der Fußaußenrand steht nicht mehr durchgängig auf dem Boden. Sollten Sie von einem Hohlfuß betroffen sein, hat Ihre Fußsohlenmuskulatur eine

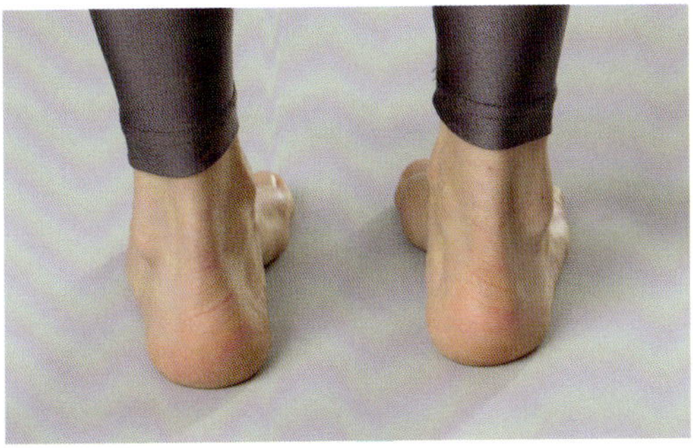

Hier sehen Sie die nach außen gekippte Stellung der Ferse. Sie lässt den Bogen des Gewölbes im Gegensatz zum Knick-Senkfuß in die Höhe steigen.

hohe Spannung. Der Fuß ist zu stark zwischen Vorfuß und Ferse verdreht und kann sich beim Landen nicht in die Länge entspannen. Auch dadurch wird der Vorfuß mit dem Ballenbereich zu stark belastet und oft gespreizt. Was dabei oft vergessen wird: Der Hohlfuß kann bei Belastung in der Standbeinphase des Gehens auch nach innen kippen.

Achillessehnenreizung und Tibiali-posterior-Syndrom

Wackelt die Ferse beim Gehen, werden der Ansatz der Wadenmuskulatur mit der Achillessehne und die sog. Tibialis-posterior-Sehne, die auf der Innenseite der Ferse verläuft und an Kahn- (Naviculare) und Keilbeinen (Cuneiforme I und II) ansetzt, ungleichmäßig belastet. Dies kann zu Verspannungen der Muskulatur, zu Veränderungen des Sehnengewebes und zu Schmerzen führen. Auch alle anderen Sehnen der langen, vom Unterschenkel kommenden, und der kurzen Fußmuskulatur, die sich direkt am Fuß befindet, können betroffen sein.

Fersensporn und Plantarfasziitis

Der Begriff »Fersensporn« ist in der Orthopädie eine historische Bezeichnung für diese Erkrankung, ist aber dennoch weiterhin oft in Gebrauch. Es galt früher die Annahme, ein Sporn am vorderen unteren Fersenbeinende

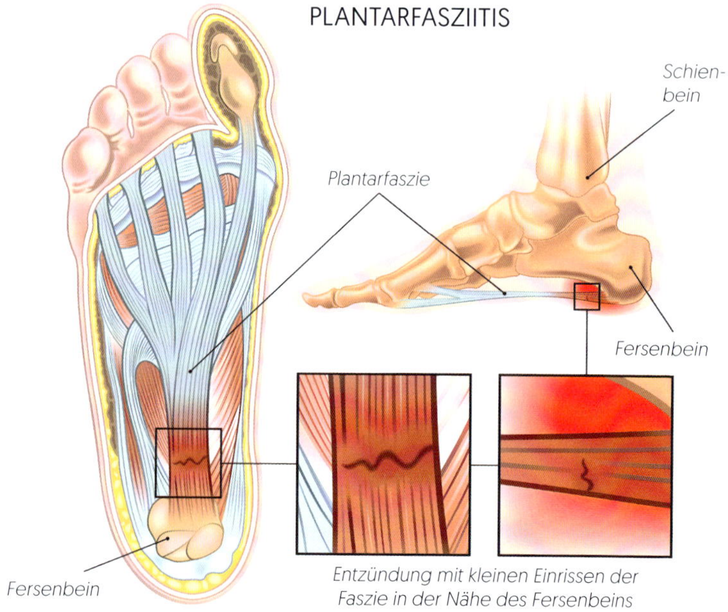

In der Grafik können Sie den typischen Ort starker und oft chronischer Schmerzen an der unteren Vorderseite der Ferse erkennen.

könnte Schmerzen verursachen. Heute weiß man, dass jeder zweite Mensch unbemerkt Träger eines Fersenspornes ist, ohne dadurch in jedem Fall Schmerzen zu bekommen. Eine Umbaureaktion der Plantarfaszie mit meist fersennahen lokalen entzündlichen Schwellungen ist der Grund der Beschwerden. Deshalb wandelt sich der Begriff »Fersensporn« immer mehr in den modernen diagnostischen Begriff Plantarfasziitis.

Die Plantarfaszie, die auch als Plantaraponeurose bezeichnet wird, ist eine in Längs- und Querrichtung verlaufende sehnige Verbindung, die die gesamte Fußsohle bekleidet. Sie kann beim Aufsetzen des Fußes den Druck des Körpergewichts durch das Absinken des Fußgewölbes in den vielen Gelenken des Fußes in Zug umwandeln, wofür sie mit einer 10%igen Dehnungsfähigkeit ausgestattet ist. Die Knochen bilden durch ihre gelenkige Verbindung einen beweglichen Bogen, der u.a. von der Plantarfaszie gespannt wird. Voraussetzung für die Wirksamkeit der beschriebenen Konstruktion sind die Stabilität der Haltepunkte der Plantarfaszie am Fersenbein und allen fünf Fußstrahlen sowie die Stabilität der Ferse und des Ballens während der Standbein- und Abdruckphase. Durch eine ungünstige Schwerpunktverlagerung über dem Fuß beim Gehen entstehen hohe seitwärts wirkende sog. Scherkräfte in der Plantarfaszie der Fußsohle. Die Ferse ist dann instabil. Die Beinachse ist mit Fuß und/oder Knie aus der Gehrichtung gedreht.

Die Spreizung der Mittelfußknochen durch das Hochziehen der Zehen während der Schwungbeinphase und dem ersten Kontakt der Ferse auf dem Boden spielt durch die andauernde wiederholte Dehnung der Mittelfußstrahlen und damit der Plantarfaszie ebenfalls eine Rolle bei der Überlastung. Ausdauernde sportliche Belastung beim Joggen, erhöhtes Körpergewicht, kalte und harte Böden beim Barfußgehen oder Schuhe mit wenig Dämpfung im Bereich der Ferse tun ihr Übriges zu einer erhöhten punktuellen Krafteinwirkung auf den Fuß mit seiner Plantarfaszie.

Metatarsalgie

Das Wort Metatarsalgie setzt sich zusammen aus dem lateinischen Wort »Metatarsus« für Mittelfuß und dem griechischen Wort »Algos« für Schmerz und bedeutet wörtlich »Mittelfußschmerz«. Der Schmerz tritt unter den Vorfußballen meist unter Belastung beim Gehen auf. Die häufigste Ursache der Metatarsalgie ist der Spreizfuß.

Bei einer Metatarsalgie nimmt die Bogenspannung des Vorfußquergewölbes ab. Beim Gehen entsteht dadurch eine verstärkte Druckeinwirkung auf die Grundgelenke der Zehen. Bänder, Gelenkkapseln und Muskeln, die die Mittelfußknochen stabilisieren, werden dadurch überdehnt. Auf Dauer kann diese chronische Überlastung zu einer Entzündung der Strukturen

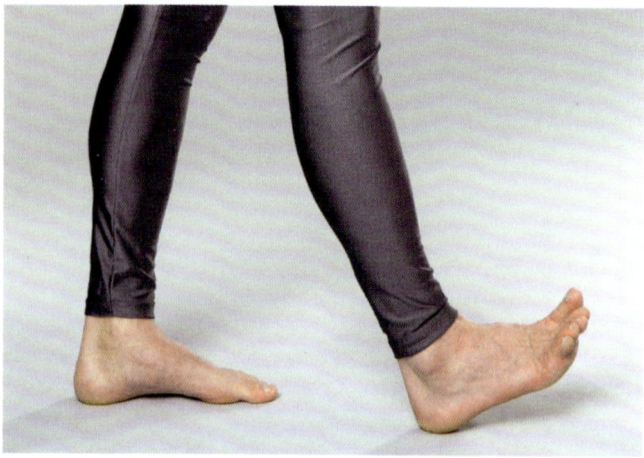

Am vorderen Fuß ist die zu hohe Spannung der Plantarfaszie durch das Hochziehen der Zehen und den weit hinten gelegenen Landepunkt der Ferse auf dem Boden dargestellt.

führen. Allerdings können auch bestimmte Vorerkrankungen oder Belastungen, wie Rheuma oder Ermüdungsbrüche im Fußbereich, eine Metatarsalgie auslösen.

Morton Neurom

Das Morton Neurom bezeichnet eine kompressionsbedingte Schwellung der bindegewebigen Schutzhülle der Nervenköpfchen zwischen den Enden der Mittelfußknochen. Es kann ebenfalls bei Belastung im Gehen zu plötzlich auftretenden stark brennenden oder stechenden Schmerzen im Ballenbereich kommen. Ursache ist wieder die Spreizung der fünf Mittelfußknochen, die durch Überdehnung von Haltebändern und Faszien im Bereich des Ballens hervorgerufen wird. Die Spreizung des Vorfußes wird wiederum durch die Instabilität der Ferse in der Standbein- und Abdruckphase ausgelöst. Wackelt der Fuß bei jedem Schritt, wird die physiologische Federbogenspannung des Vor- und Mittelfußes durch Scherkräfte dauerhaft geschädigt und überdehnt. Durch die Entwicklung eines muskulären Ungleichgewichts zwischen der kurzen gewölbeerhaltenden Muskulatur der Fußsohle und den langen Streckmuskeln der Oberseite des Fußes wird der Spreizung ebenfalls bei jedem Schritt Vorschub geleistet.

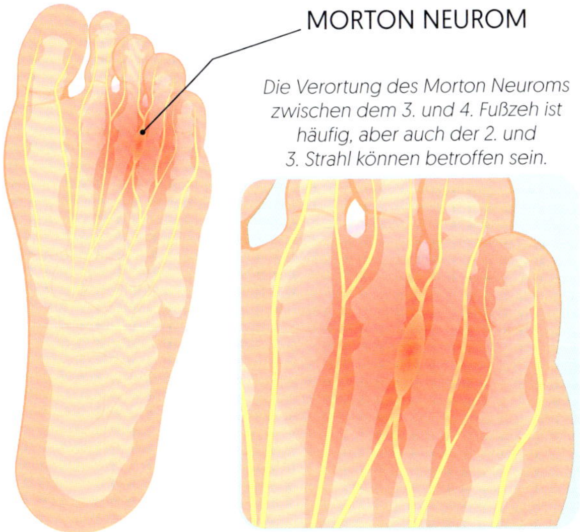

Beim Morton Neurom kommt es zu einer Schwellung der bindegewebigen Schutzhülle der Nervenköpfchen zwischen den Enden der Mittelfußknochen.

Hallux Rigidus und Arthrose

Der lateinische Begriff für Großzehe lautet »Hallux«. »Rigidus« bezeichnet eine zunehmende Bewegungseinschränkung und Versteifung des Großzehengrundgelenks aufgrund einer Arthrose, also dem Abbau des hyalinen Gelenkknorpels. Er entsteht durch wiederholte Entzündungen des Großzehengrundgelenkes oder Mikrotraumen, wie sie zum Beispiel beim Klettern durch das Anstoßen der Großzehe am Felsen erfolgen können. Dadurch verschmälert sich der Gelenkspalt, und die Gelenkkapsel schrumpft. Am Ende des ersten Mittelfußknochens findet ein Knochenanbau (Exostose) statt, der besonders an der Oberseite des ersten Mittelfußknochens gelegen, die Beweglichkeit des Gelenkes nach oben einschränkt. Das frühe Stadium der Erkrankung wird als Hallux limitus bezeichnet. Manchmal ist

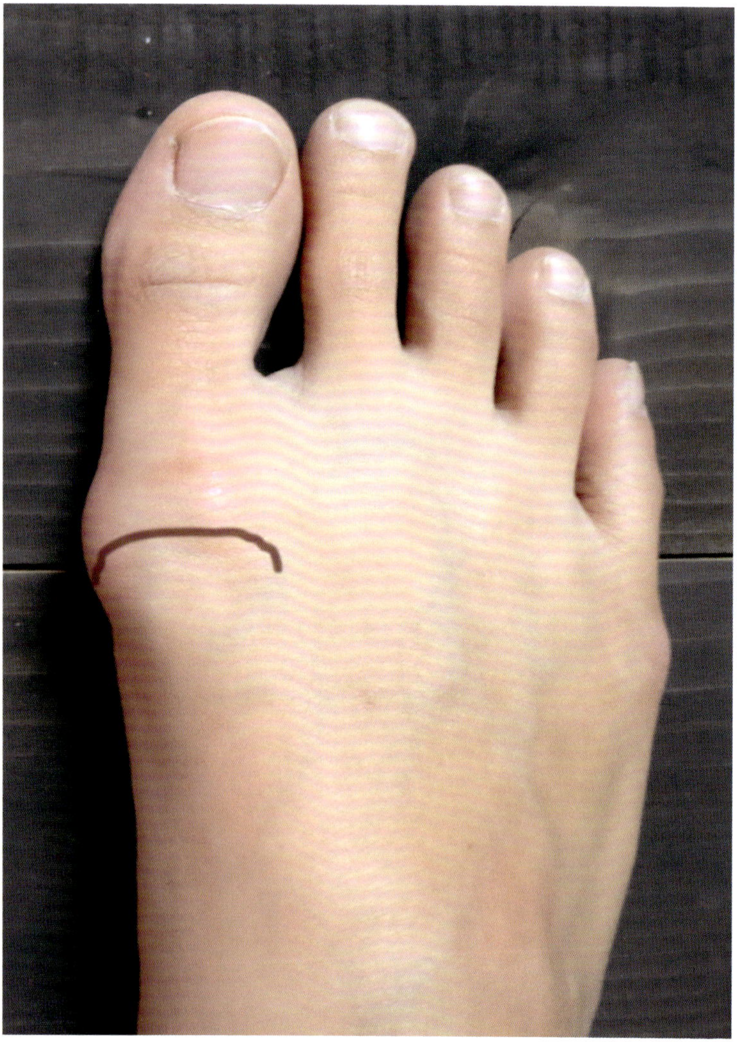

Beim Hallux Rigidus findet ein Knochenanbau an der Oberseite des ersten Mittelfußknochens statt.

die mangelnde Beweglichkeit auch mit einer »Valgus Stellung« (siehe mein Buch zu »Hallux valgus«) verbunden. Sehr selten ist eine während der Schwangerschaft entstandene genetische Einschränkung der Beweglichkeit vorhanden.

Schmerzen entstehen beim Abdruck des hinteren Fußes vom Boden bei angehobener Ferse. Der Druck wird in diesem Moment auf den Ballen mit seinen Zehengrundgelenken ausgeübt. Jetzt wird die elastische Beweglichkeit, vor allem des Großzehengrundgelenkes, benötigt. Die Stellung der Ferse und der Zeitpunkt der Ablösung des Fußes vom Boden entscheiden über die Höhe der Druckbelastung des Großzehengrundgelenkes. Das Einknicken der Ferse in der Stand- und Abdruckphase und ein später Abdruckpunkt des Fußes vom Boden sind die häufigste Ursache für die Entstehung von Entzündungen im Großzehengrundgelenk. Bei einer Gicht wird ebenfalls der Gelenkknorpel frühzeitig im Sinne einer Arthrose geschädigt.

Arthrose anderer Fußgelenke

Auch wenn die Arthrose des Grundgelenks sicherlich die häufigste Komplikation darstellt, können auch alle anderen Gelenke des Fußes von einer Arthrose betroffen sein. Geschmeidigkeit und Elastizität sind die einzige Möglichkeit, Schmerzfreiheit zu erreichen. Dazu erhalten Sie im anschließenden Kapitel die wichtigsten Tipps.

Erste einfache Übungen aus **der Fuß-Schule**

Die Spannung von Muskeln, Sehnen, Bändern und Faszien spielt bei orthopädischen Beschwerden der Füße eine entscheidende Rolle. Schenken Sie also Ihren Füßen Liebe und Anerkennung und tun Sie Ihren Füßen regelmäßig etwas Gutes.

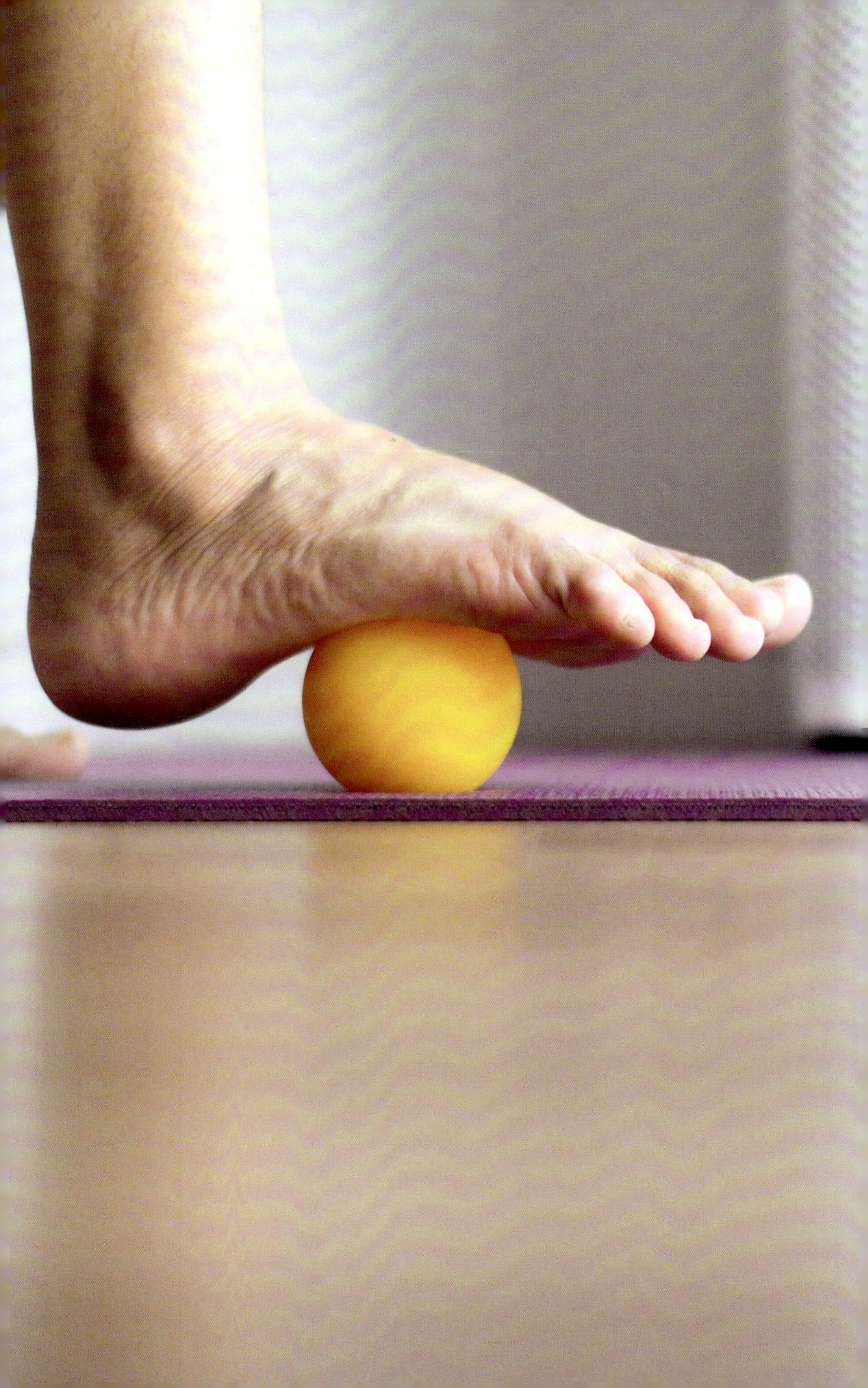

Das 30-Minuten-**Programm**

Die Massage mit dem Noppen- oder Igelball

Damit Sie Ihre Füße gesund erhalten, verloren gegangene Vitalität zurückgewinnen oder sich bei schmerzenden Füßen selbst helfen können, folgen nun Anleitungen zu ersten wirkungsvollen Übungen aus der Fuß-Schule.

Durch die Massage gewinnen Sie die Geschmeidigkeit Ihrer Füße und die Form Ihres Fußgewölbes zurück. Die ungünstige Belastung des Fußes beim Gehen auf harten und versiegelten Böden und auch das Tragen von Einlagen führen zu verspannten Muskeln. Da die Kugelform eines Balles das genaue Gegenstück zu Ihrem Fußgewölbe bildet, ist sie ideal geeignet, um das Gewölbe mit seiner großen Elastizität wieder in seine ursprüngliche Gestalt zu formen. Um den für Sie passenden Ball zu finden, sollten Sie Noppen- oder Igelbälle in verschiedenen Härtegraden und Größen (nicht zu groß!) ausprobieren. Sehr weiche Bälle mit Ventil sind ungeeignet. Sehr harte Bälle werden trotz der starken Belastung durch Ihre Füße lange halten. Bei mittleren Härtegraden ist der Verschleiß erhöht, sie brechen oft entzwei.

Durch die Massage mit einem Ball werden die Durchblutung des Fußes und der gesamte Stoffwechsel angeregt. Außerdem werden verspannte Muskeln gelockert, und überdehnte oder verkürzte Muskeln finden wieder ihren richtigen Platz. Über das vegetative Nervensystem findet eine Harmonisierung der Organaktivität im Sinne einer Reflexzonentherapie statt.

In den ersten Tagen oder Wochen nach Ausführung der Übung können Ihre Füße deshalb ein wenig jucken – eine Reaktion Ihres Nervensystems, die bei regelmäßigem Üben seltener auftreten wird. Da Sie die Übungen für Ihren Fuß im Stehen ausführen, trainieren Sie gleichzeitig auch Ihre Stabilität und Ihr Gleichgewicht.

Dieses Training werden Sie an der Außenseite von Oberschenkel und Becken auf der Standbeinseite bei längerem Üben deutlich wahrnehmen. Dort befindet sich die starke Haltemuskulatur Ihres Hüftgelenkes. Diese Muskulatur ist hauptverantwortlich für das Gleichgewicht über dem stehenden Fuß. Sie können sich bei der Übung bei mangelndem Gleichgewicht auch mit einer Hand festhalten. Führen Sie die Übung aber nicht sitzend durch.

Faszienrolle für die **Oberschenkelmuskulatur**

Ein Tennisball und die Faszienrolle, die neben den Faszien auch immer Ihre Muskulatur behandelt und deshalb auch als Massagerolle bezeichnet werden kann, ist für die großflächigeren Bereiche von Muskulatur- und Bindegewebe des Unterschenkels am besten geeignet – Übungen dazu folgen im Übungsablauf später und werden ab Seite 60 beschrieben. Wählen Sie bei einer Faszienrolle am Anfang eine weiche Variante ohne Noppen. Eine gekürzte Schwimmnudel ist ebenfalls als Massagerolle gut geeignet.

So gelingt das **Üben**

Sie können selbst sehr viel dafür tun, dass das Üben gelingt. Die wichtigsten Punkte habe ich hier für Sie zusammengefasst:

- Üben Sie häufig, also am besten ein- bis zweimal am Tag, aber die einzelnen Übungen nicht zu lang. Sie werden die für Sie passende Dosierung selbst herausfinden. Eine Mindestübungszeit von 30 Minuten pro Tag für alle folgenden Übungen ist jedoch sinnvoll.
- Sie können sich auch bei einer kurzen Übungszeit einzelne Übungen aussuchen, die Sie für besonders wichtig erachten. Legen Sie auch Tage mit Übungspausen ein, wenn Sie das Gefühl haben, dass eine Regeneration angebracht ist.
- Tragen Sie beim Üben möglichst bequeme Kleidung
- Ihre Füße und Beine müssen sich nach den Übungen angenehm anfühlen. Ein auftretender Schmerz während der Übung sollte sich immer im Bereich der annehmbaren Empfindung »Au, schön!« bewegen.
- Achtung! Sie dürfen diese Übungen nur durchführen, wenn Ihr Fuß oder auch Ihr Unterschenkel weder geschwollen noch heiß ist. Bei einer Plantarfasziitis [Fersensporn] sparen Sie den schmerzenden Bereich aus.
- Bei Schmerzen im Vorfußbereich seien Sie dort bitte besonders vorsichtig. Belasten Sie schmerzende Stellen nicht oder nur in einer für Sie angenehmen Dosierung.

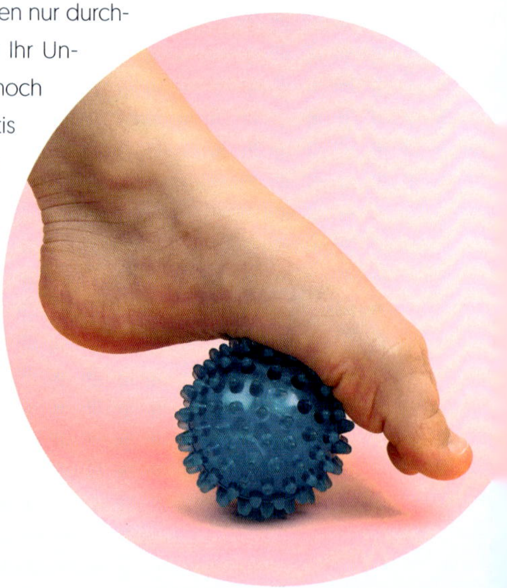

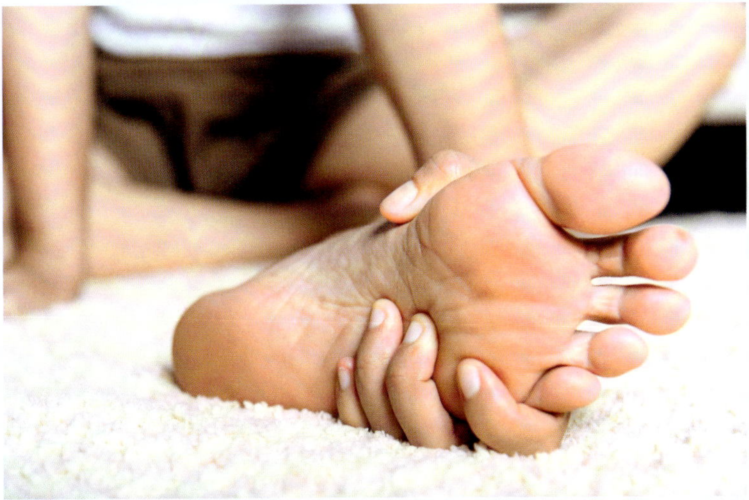

- Sollten Sie nach häufiger Anwendung verstärkte Schmerzen verspüren, wenden Sie sich bitte an einen Physiotherapeuten bzw. an eine Physiotherapeutin oder an einen Arzt bzw. eine Ärztin.
- Üben Sie bitte für den besseren Vergleich der Veränderung von Muskulatur und Bindegewebe von der zweiten bis zur siebten Übung zunächst mit Fuß und Bein einer Seite. Sie werden einen großen Unterschied zu Ihrer ungeübten Seite verspüren. Das ist für Ihre Motivation zur Ausführung der Übung in Ihrem Alltag sehr wichtig.
- Wechseln Sie nach einer halben Minute Pause für Ihre Wahrnehmung zur anderen Seite. Die Pause ist in einer Kultur hoher Anforderungen und zeitlicher Optimierung ein oft vergessener Teil von Körperübungen, ist allerdings für die Wahrnehmung, für Umbauprozesse und für die Regeneration des Körpergewebes unerlässlich. Sie können sich nicht nur die federnde und kraftvolle Elastizität von Katzen als Vorbild nehmen, sondern auch deren ausgiebigen Müßiggang.

Erste Übung: Der ausgewogene Stand

- Stehen Sie etwa hüftbreit mit beiden Füßen auf gleicher Höhe. Die Zwischenräume von großer und zweiter Zehe zeigen an beiden Füßen geradeaus. **(3)**
- Legen Sie einen Noppen- oder Igelball in geringem Abstand vor einen Fuß. Bevor Sie mit der Massage beginnen, stellen Sie sich zunächst folgende Fragen:
  - Wie verteilt sich das Gewicht meines Körpers auf beide Füße?
  - Welchen Abdruck hinterlasse ich am Boden und in meinen Fußsohlen?
  - Liegen meine Zehen in ihrer ganzen Länge auf dem Boden?
  - Liegen meine kleine und meine große Zehe als äußerste vordere Punkte meines Fußes gleichmäßig auf?

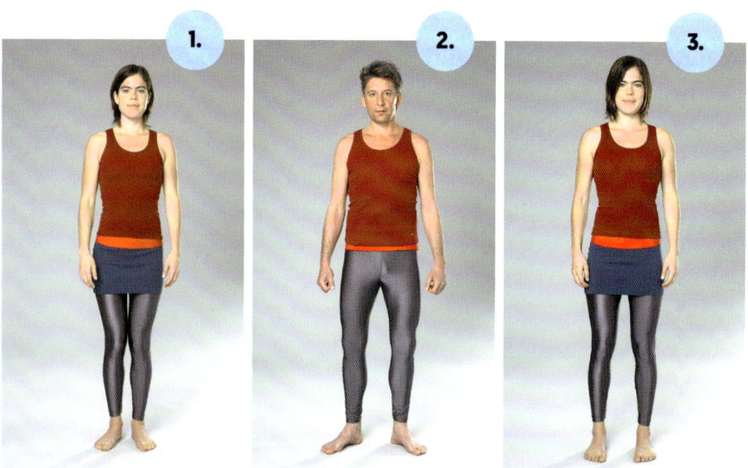

1. Falsch: X-Beinstellung mit nach innen gedrehten Knien und oft nach außen gedrehten Füßen

2. Falsch: Beine und Füße zeigen nach außen

3. Richtig: Füße und Knie zeigen geradeaus

– Ist mein Körperschwerpunkt im Lot zwischen beiden Füßen oder belaste ich einen Fuß stärker?

- Versuchen Sie jetzt, durch eine winzige Drehung der Oberschenkel Ihre Ferse in eine günstige Position zu bringen und damit die kleine und die große Zehe in etwa gleich zu belasten. Bleiben Sie in den Füßen entspannt.
- Richten Sie Ihr Becken auf, bis es waagrecht steht. Positionieren Sie Ihren Oberkörper über dem Becken. Das Gewicht Ihres Körpers sollte zwischen Vorfußballen (vorn) und Ferse (hinten) gleichmäßig verteilt sein. Die Bewegungen, um das Gewicht gleichmäßig zu verteilen, sind meist sehr klein und fein. Bleiben Sie locker und verspannen Sie sich nicht durch zu große und zu kraftvolle Bewegungen. Denken Sie an die Geschmeidigkeit einer Katze. Atmen Sie entspannt weiter. **(6)**

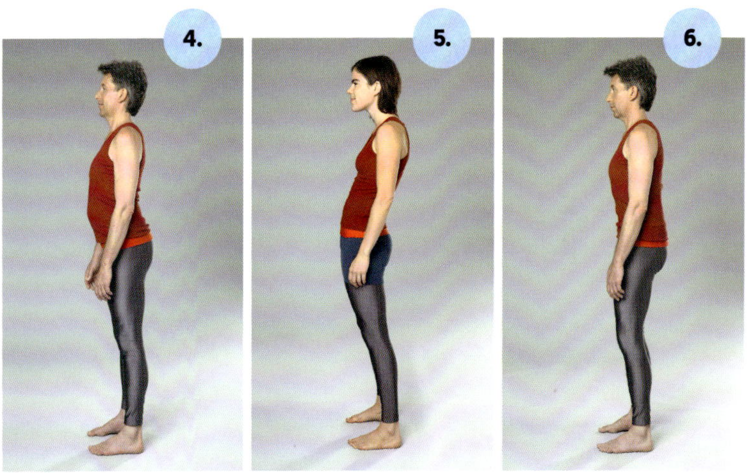

4. So nicht: Hohlkreuzhaltung mit durchgedrückten Knien
5. So nicht: Nach vorn geschobenes Becken mit Rückneigung des Oberkörpers
6. So geht's: Knie gestreckt, aber nicht durchgedrückt. Becken, Brustkorb und Kopf in einem senkrechten Lot.

Zweite Übung: Die Stabilität der Beinachse

- Stellen Sie sich mit einem Fuß in Schrittstellung auf den Noppen- oder Igelball. Der Ball liegt unter dem Gewölbebogen der fünf Mittelfußknochen in der Kuhle kurz hinter dem Ballenbereich. Die Ferse steht am Boden. **(1)**
- Verlagern Sie Ihren Körper langsam über den Ball nach vorn, ohne die Ferse anzuheben. **(2)**
- Gehen Sie mehrmals langsam vor und zurück. Ihre Füße und Knie zeigen, so gut es Ihnen möglich ist, geradeaus.
- Das Becken steht um die Längsachse Ihres Körpers leicht verdreht. Es gilt, die Beckenseite mit dem Fuß mit zu bewegen – vorderer Fuß mit Becken nach vorn gedreht, hinterer Fuß mit Becken nach hinten gedreht.
- Ihr Bauchnabel mit der Körpermitte befindet sich exakt zwischen beiden Füßen.
- Die Verlagerung des Körpergewichts nach vorne auf den Ball kann am Anfang etwas Schmerzen bereiten, sollte aber immer im annehmbaren Bereich bleiben.
- Achten Sie bitte auch auf das hintere Bein und dessen Fuß. Beide sollten ebenfalls möglichst geradeaus zeigen. Im hinteren Bein trainieren Sie damit auf der Außenseite des Beckens Ihre Muskulatur für Stabilität und Gleichgewicht.
- Üben Sie die Bewegung – vor und zurück, bis Sie auf der Außenseite des Beckens eine leichte Muskelermüdung spüren. Je langsamer Sie die Übung ausführen, desto wirksamer ist sie.

Machen Sie eine Pause auf beiden Füßen und spüren Sie mindestens 5 Sekunden nach.

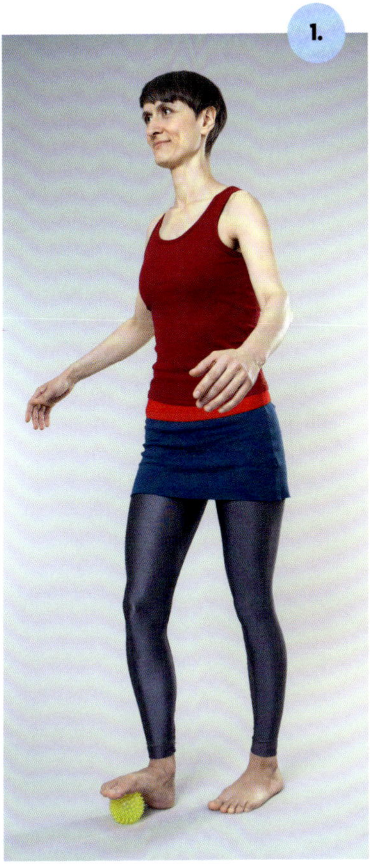
1.

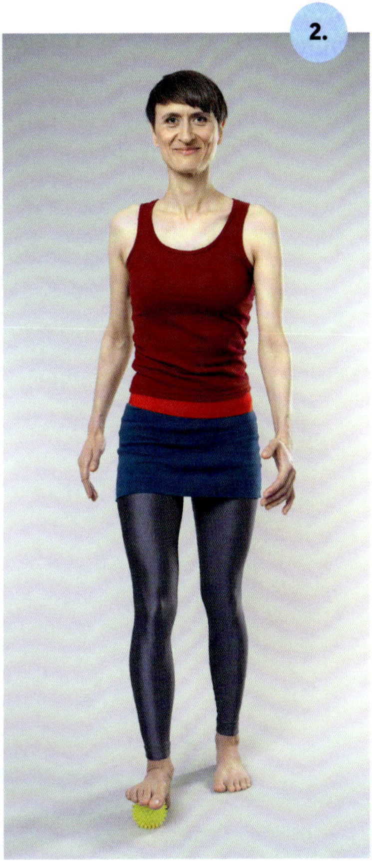
2.

Dritte Übung: die Massage des Gewölbes

- Üben Sie mit der gleichen Seite weiter.
- Heben Sie jetzt die Ferse vom Boden an. Der Ball liegt in der Mitte des Fußgewölbes unter Ihrem Rist. Kreisen Sie in drei Bahnen (innen – Mitte – außen) langsam durch die Gewichtsverlagerung Ihres ganzen Körpers über den Ball von vorn nach hinten in Richtung Ferse. **(1)**
- Versuchen Sie, jede Stelle des Gewölbebogens eingehend zu untersuchen, durch die kreisende massierende Bewegung das verspannte muskuläre Gewebe zu lockern und den Stoffwechsel in Ihrem Bindegewebe anzuregen. Sie können sich als Bild eine Zitrone auf einer Zitronenpresse vorstellen. Sie drücken die Zitrone durch die Gewichtsverlagerung auf die Presse, den Ball, und dann drehen Sie die Zitrone einmal im Kreis herum. Schieben Sie dabei die Presse nicht hin und her. **(2)**
- Sollten Sie unter einem Fersensporn bzw. einer Plantarfasziitis leiden, sparen Sie den schmerzenden Bereich zur Ferse bitte aus.
- Bei Muskelschmerzen auf der Außenseite Ihres Beckens können Sie, bis alle drei Bahnen behandelt sind, kurze Pausen im Stehen auf zwei Füßen einlegen.

Nach der Massage sollte sich Ihr Fuß angenehm, weich und doch kraftvoll elastisch wie eine zarte Katzenpfote anfühlen. Ihre Füße sind wach und kribbeln vielleicht ein bisschen. Ihre Verbindung mit dem Boden sollte Ihnen Stabilität und tiefe Verwurzelung, aber keine Schmerzen bereiten. Die Entspannung und Kräftigung des Fußes könnte sich spürbar in Ihren Waden auswirken, und vielleicht ist die gesamte geübte Körperseite entspannt. Der Stoffwechsel ist durch das Auspressen des Gewebes stark angeregt, Ihre Füße sind warm.

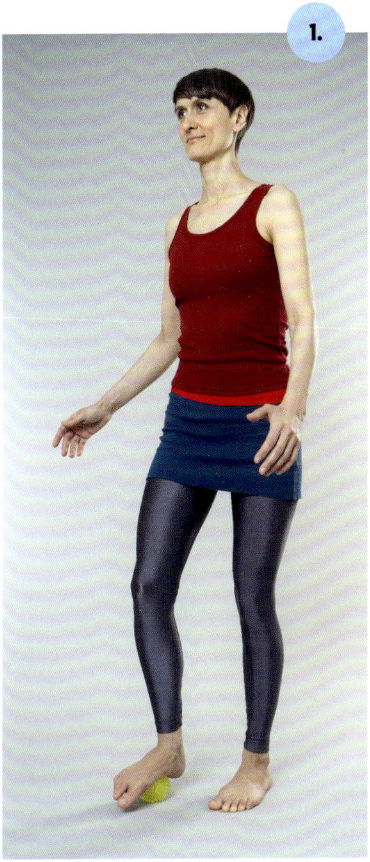
1.

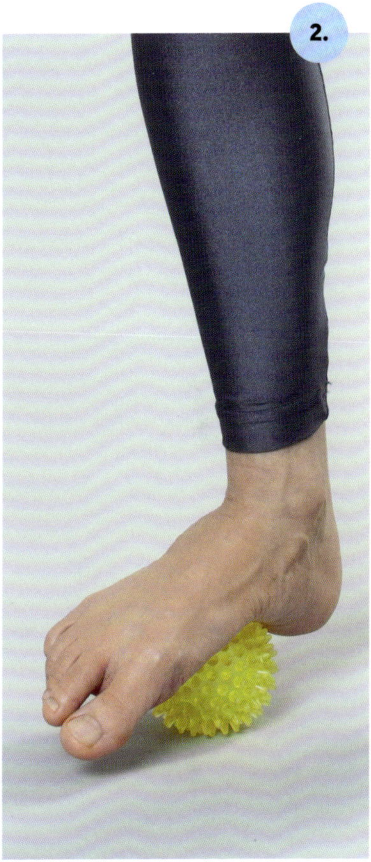
2.

Vierte Übung: die Massage der Fersen

- Jetzt ist die Ferse an der Reihe: Kreisen Sie langsam mit dem Ball unter der Ferse. Da sich dort die dickste Schicht des Fettgewebes der Fußsohle befindet, sollte dies kein Problem sein.
- Die Herausforderung besteht nun in der Entspannung der Zehen. Lassen Sie Ihre Zehen entspannt nach vorn unten hängen.
- Die Übung erfordert ein gutes Gleichgewicht und ist ein gutes Training Ihrer Balance.

Wieder wird sich die Außenseite des Beckens auf der Standbeinseite melden. Machen Sie eine Pause, wenn es Ihnen nötig erscheint.

- Achten Sie auf den am Boden stehenden hinteren Fuß. Zeigt er mit dem Knie geradeaus? Steht der hintere Fuß stabil, ohne nach innen zu kippen?

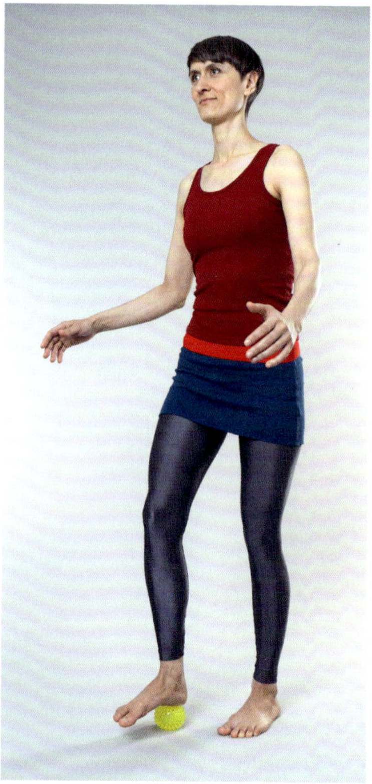

Fünfte Übung: Das Greifen des Balls mit Zehen und Ballen

Unter dem Vorfußballen befinden sich die Grundgelenke der Zehen. Sie sind wie an der Ferse durch eine Fettschicht geschützt und reagieren auf starken Druck sehr empfindlich. Bei den meisten Menschen ist dieser Bereich des Fußes überdehnt und zu elastisch geworden. Versuchen Sie deshalb jetzt nur wenig Druck auf den Ball auszuüben.

- Greifen Sie mit Ihren Zehen ähnlich wie mit den Fingern Ihrer Hand nach dem Ball, kreisen Sie ein wenig und versuchen Sie dann den Ball anzuheben und wieder abzulegen.

Sechste Übung: die Massage der Waden

Nicht nur Ihr Fuß kann verspannt sein. Die Wadenmuskulatur, die einen großen Einfluss auf das Wohlbefinden Ihrer Füße nimmt, neigt im Laufe der Jahre ebenfalls zu starken Verhärtungen. Deshalb ist es wichtig, auch dort für Entspannung, Lockerung und die Steigerung des Stoffwechsels, insbesondere den Abtransport von Abbauprodukten der Zelle, zu sorgen. Der Stoffwechsel in den Zwischenräumen der Zellen wird von deren rhythmischen Schwingungen im größten Organ des Körpers, den Muskeln, entscheidend beeinflusst. Die Massage mit (Faszien-) Massagerollen und Tennisball sorgt für eine Lockerung der Muskulatur, steigert den Abtransport der angehäuften Zellabbauprodukte, und unelastisches Bindegewebe wird gelockert und durchblutet. Übrigens: Igel- oder Noppenball sind in diesem weichen Bereich unseres Körpers meist zu hart.

Achtung! Die Massage ist nur ratsam, wenn Sie an keiner Venenerkrankung der Waden leiden. Wenden Sie sich bei starken Venenproblemen zur Entspannung der Wadenmuskulatur an einen Physiotherapeuten. Bei einzelnen Krampfadern sparen Sie diesen Bereich aus.

- Setzen Sie sich mit angewinkelten Beinen auf den Boden oder einen Overball.
- Strecken Sie ein Bein und legen Sie den Igel- oder Noppenball zu Beginn unter den oberen Außenrand der Wade.

- Lassen Sie das Gewicht Ihres Beines auf den Ball einwirken. Untersuchen Sie mit kleinen kreisenden Bewegungen den Verlauf der Waden bis zu Ihrer Achillessehne in Längsrichtung. Danach verfahren Sie gleichermaßen auf der inneren Wadenseite.
- Verweilen Sie an verspannten und dadurch schmerzhaften Stellen. Lassen Sie das Gewicht Ihres Beines oder durch Auflage des zweiten Beins das Gewicht beider Beine eine Minute auf die verspannten Stellen einwirken ohne zu rollen oder zu kreisen. Nach einer halben Minute sollte sich der punktuelle Schmerz ausbreiten und Verbindungen zu den Füßen oder auch zu den Oberschenkeln entstehen.
- Machen Sie diese Übung oft, aber nur kurz. Die Waden und auch Ihre Füße sollen sich nach der Massage angenehm warm und locker anfühlen.

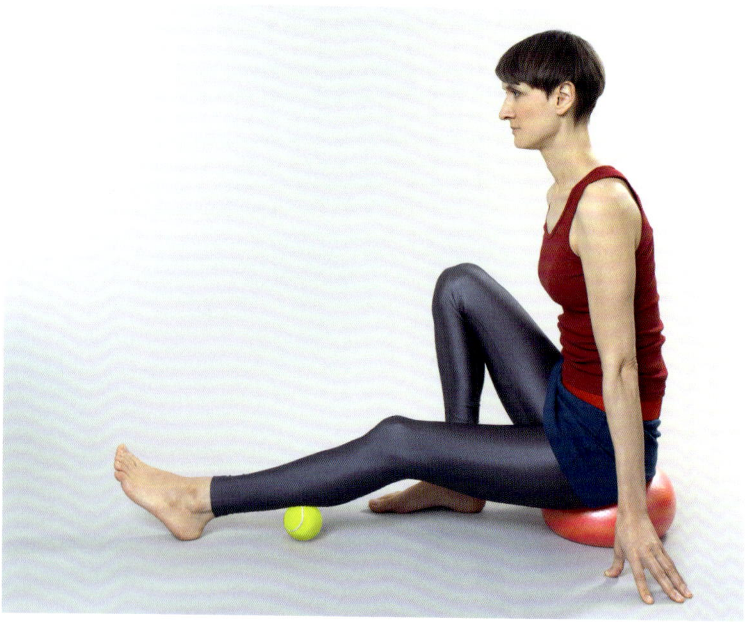

Die Integration in **den Alltag**

Bei täglicher Übung werden die Anfangsschmerzen geringer und Muskulatur und Bindegewebe werden sich langsam bessern. Sie werden spüren, wie sich Ihre Füße und Beine zum Positiven verändern. Um genügend regelmäßige Übungszeit in Ihren Alltag zu integrieren, sollten Sie mehrere Noppen-, Igel- oder Tennisbälle und Massagerollen zu Hause oder an Ihrem Arbeitsplatz verteilen. Sie können beim Telefonieren, bei der Hausarbeit oder zum Beispiel während Sie die Zähne putzen auf dem Noppen- oder Igelball kreisen.

Das Stehen ist eine wunderbare Übung bei allen unverhofften Wartezeiten in Ihrem Alltag. Geht nichts voran, ist es Zeit für die Eigenwahrnehmung. Das fällt uns in einem durchorganisierten Alltag sehr schwer, da wir meist ungeduldig werden. Genießen Sie die Pausen beim Warten im öffentlichen Nahverkehr, bei der Post oder in der Schlange an der Kasse. Jetzt haben Sie Zeit für sich und den entspannten Stand. Beobachten Sie Ihre Gedanken. Können Sie bei der Wahrnehmung Ihrer Füße, der Aufrichtung Ihres Körpers und einem ruhigen und entspannten Atem bleiben? Können Sie Wartezeiten für Entschleunigung und Regeneration nutzen? Oder sind Sie in Ihren Gedanken und Emotionen mit Dingen beschäftigt, die nicht in Ihrer Hand liegen und zu keiner Veränderung der Situation führen? Beobachten Sie sich und kehren Sie immer wieder zur Wahrnehmung Ihres Körpers und Ihrer Füße zurück!

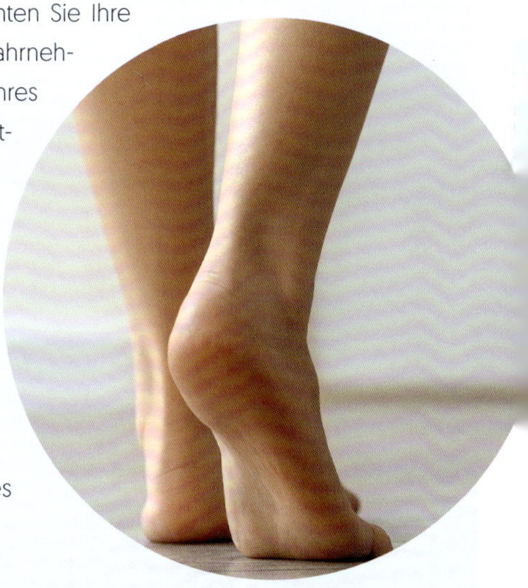

Siebte Übung: die Dehnung der Beinmuskulatur

Nach der Lockerung der Muskulatur und des Bindegewebes ist es sinnvoll, die Beinmuskulatur zu dehnen. Sie ist jetzt gut vorbereitet und alle Dehnungen werden die verspannten und nicht elastischen Stellen erreichen.

- Gehen Sie in eine hüftbreite Schrittstellung. Beide Füße und Knie zeigen geradeaus. Das Becken dreht wieder mit den Füßen. Der Bauchnabel befindet sich zwischen beiden Füßen. **(1)**

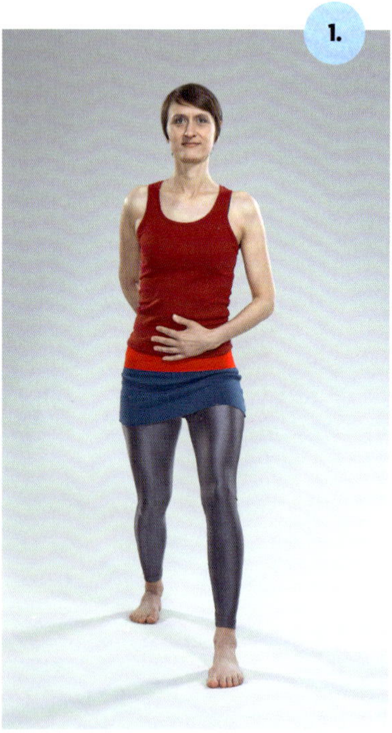

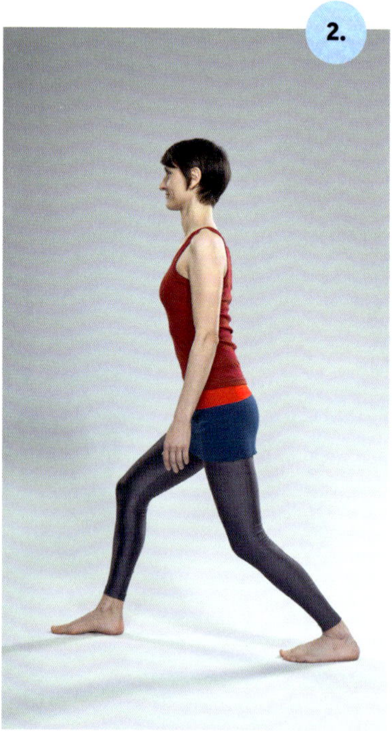

1. Fuß und Knie geradeaus
2. Vom gebeugten ...

- Strecken Sie die Beinrückseite des hinteren Beines mit der Kniekehle. Achten Sie besonders auf den Kontakt der Fußaußenseite zum Boden. **(2), (3)**
- Richten Sie Ihr Becken auf und halten Sie die Dehnung für mindestens 30 Sekunden, besser noch 2 bis 4 Minuten. Sie können mit dem Einatmen etwas mehr Zug und mit dem Ausatmen etwas weniger Zug geben. **(4)**
- Beugen und strecken Sie anschließend Ihr Knie weich und rhythmisch.
- Wiederholen Sie die Dehnungen mehrmals und achten Sie auf die angenehme Entspannung, die bei mehrmaliger Wiederholung eintritt.

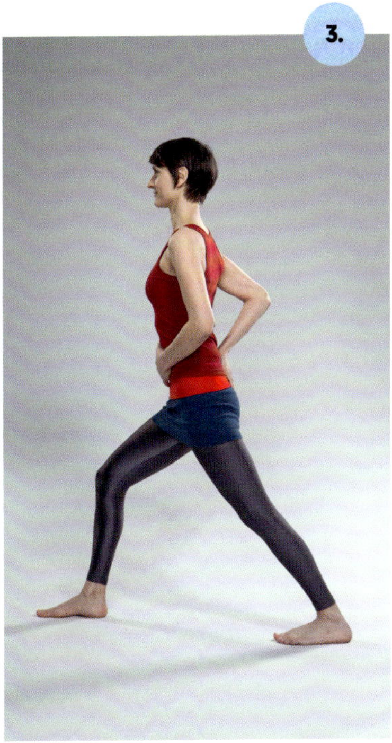

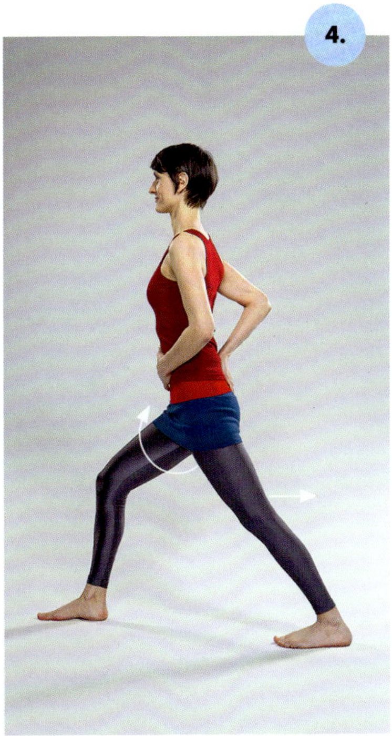

3. ... zum gestreckten Knie

4. Die Aufrichtung des Beckens bei gestrecktem Knie

Die Belastung der Füße **selbst verändern**

Es ist wichtig, wie Sie beim Gehen Ihre Füße belasten. Die Koordination aller Bereiche des Körpers während der rhythmischen Schwingung des Gehens entscheidet über Erhalt oder Verlust Ihres Fußgewölbes.

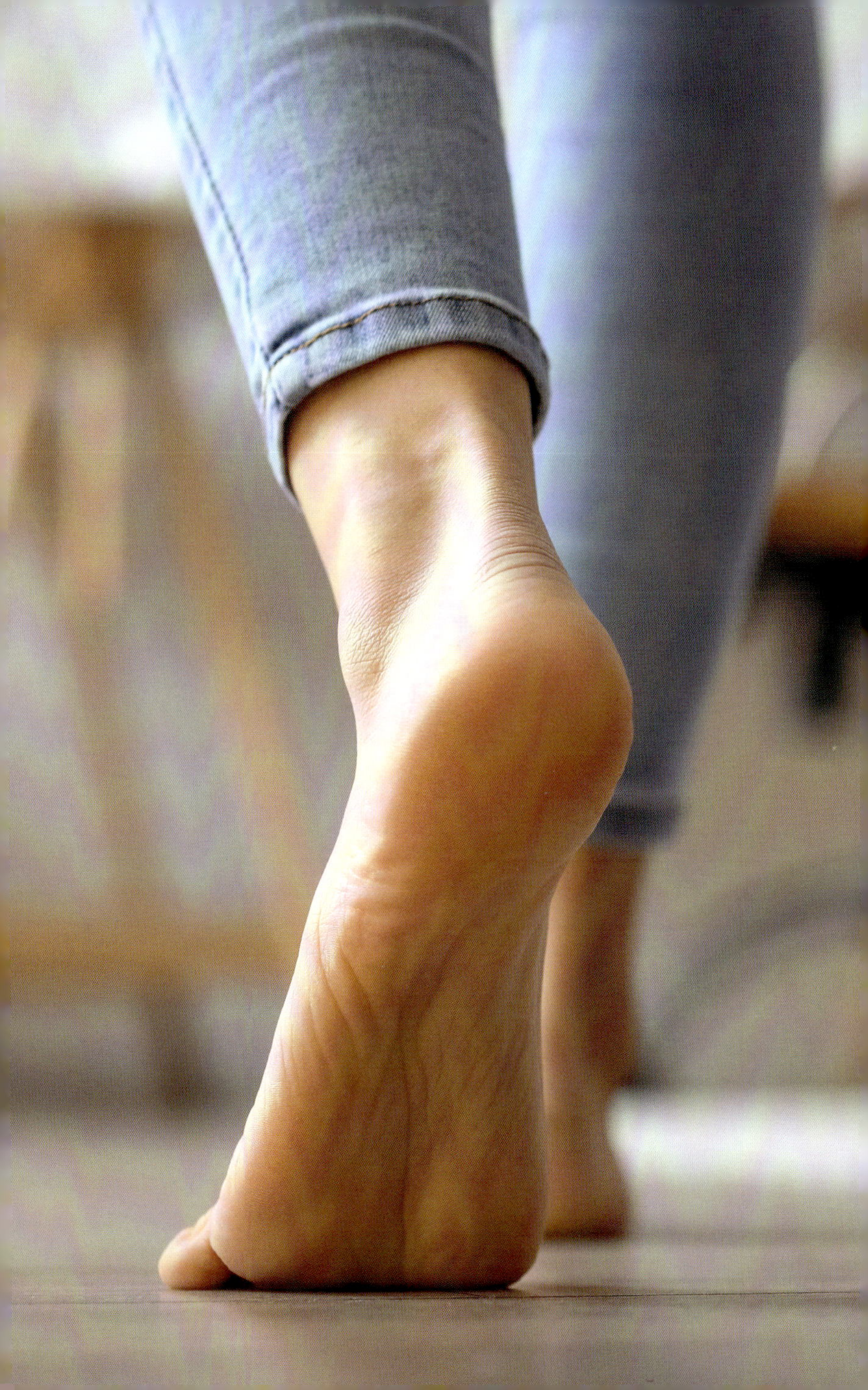

Die **Schrittphasen** verstehen

Grundprinzipien des menschlichen Gehens

Im Fuß entsteht durch den Widerstand des Bodens ein Abdruck der gesamten Körperkoordination. Ihr Fuß ist während des Gehens ein Spiegel, da Ihr Gehirn durch die Rezeptoren der Fußsohle eine Rückmeldung zu Stabilität und Balance bekommt.

Schmerzen zeigen sich an Stellen, die bei jedem Schritt zu stark belastet werden. Scherkräfte (zur Seite wirkende Kräfte) können von der in Längsrichtung laufenden Stellung der Knochen der Fußwurzel, des Mittelfußes und der Zehen längerfristig ohne die Veränderung der Gewölbekonstruktion nicht aufgefangen werden.

Der Grund für die Verschiebung der Knochen des Fußes ist eine Kipp-Dreh-Bewegung der Ferse, die durch die Art und Weise, wie das Körpergewicht über den Füßen bewegt wird, entsteht. Es ist ähnlich wie bei der Ausführung eines Handstands: Wackelt Ihr Körper über den Händen, werden Sie auf ihnen hin und her kippen. Am Fuß kippt und dreht die Ferse häufig zu stark nach innen und der Außenrand des Fußes mit der kleinen Zehe am Ende wird zu wenig belastet. Der Bereich des Vorfußes spreizt sich zusehends. Die kleine Zehe ist dann nach Jahren durch die Abspreizung des fünften Mittelfußknochens oft unter die vierte Zehe geraten oder wird nach oben gehalten, und an der großen Zehe kann durch die Abspreizung des ersten Mittelfußknochens ein Hallux valgus entstehen, weil sich eine

Abweichung der großen Zehe zur zweiten Zehe bildet. Die architektonische Kraft des Gewölbes kann dann nicht mehr genutzt werden.

Die Ferse dient mit ihrer Verbindung zur starken Wadenmuskulatur auch als Ansatz der Achillessehne. Kippt und wackelt die Ferse, können in den Sehnen und Muskeln des Unterschenkels Schmerzen auftreten, die entweder direkt zu einer Reizung der Sehnen führen oder in den Muskeln eine starke Verkrampfung auslösen.

Da Sie zwei Füße haben, kommen Sie beim Anheben eines Fußes immer ins Ungleichgewicht. Der Schwerpunkt Ihres Körpers befindet sich in der

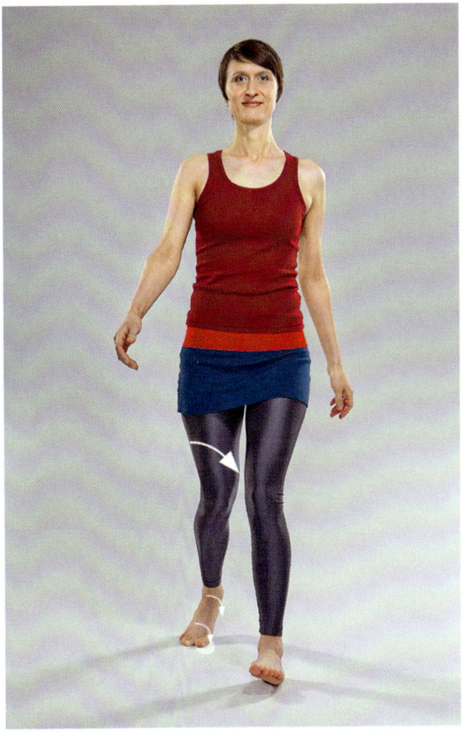

Der nach Innen drehende Oberschenkel führt zu einer Innenbelastung des Vorfußballens mit der großen Zehe.

Mitte zwischen beiden Füßen. Es steht kein Fuß direkt unter dem Schwerpunkt des Körperlots Ihrer Mitte. Was hat sich die Evolution dabei gedacht? Um diese Frage zu beantworten, möchte ich Ihnen die verschiedenen Schrittphasen beim Gehen näher erläutern. Durch das Verstehen des Gehens wird sich Ihr Gang mittels Ihrer Gedanken und Ihrer Achtsamkeit verändern. Denken Sie im Gehen über die erhaltenen Informationen nach. Versuchen Sie, das Gehen nicht richtig zu machen, da Sie in diesem Fall eine erhöhte Körperspannung riskieren und Ihre Elastizität abnimmt. Denken Sie stattdessen an die Leichtigkeit der Bewegung einer Katze. Gehen ist rhythmisches Schwingen.

Das Aufkommen des Fußes

Das Aufkommen des Fußes erfolgt bei einem erwachsenen Menschen mit Schuhen auf der Ferse. Wenn der Boden es schmerzfrei erlaubt, werden Sie auch barfuß die Ferse benutzen. Wenn es unangenehm für Ihre Füße werden könnte oder wenn Sie sehr leise gehen möchten, werden Sie für das Aufkommen den Vorfußballen verwenden. Sie gehen langsamer und vorsichtiger, benötigen aber für jeden Schritt einen höheren Energieaufwand.

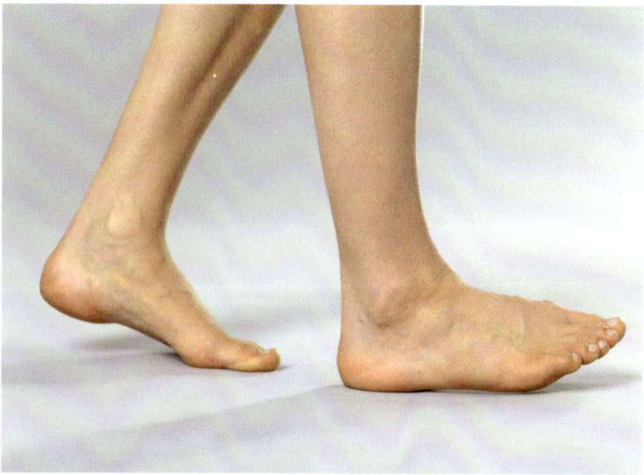

Am vorderen Fuß ist das sanfte Aufkommen der Ferse zu sehen, am hinteren Fuß der zarte und doch geschmeidige Abdruck.

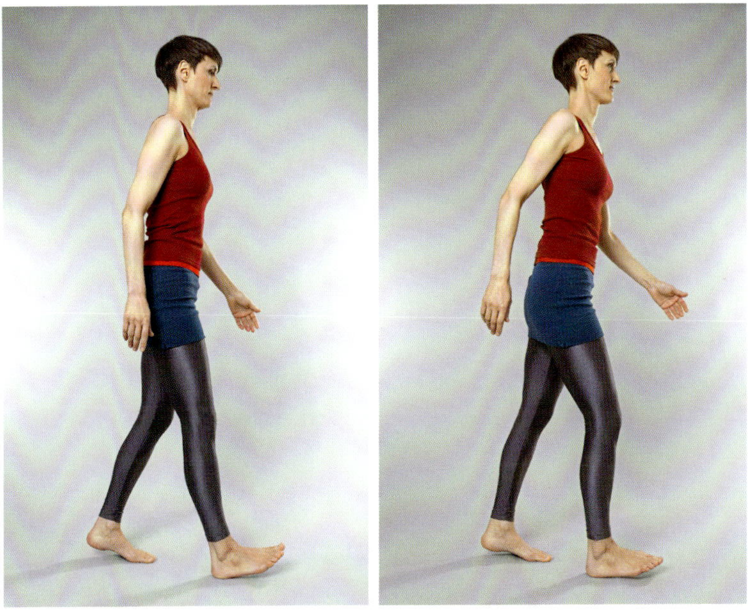

Links: Das stark gestreckte Knie bei der Landung führt zu einem harten Stoß durch den Körper. Der Auftritt ist laut hörbar.

Rechts: Gut! Die Landung erfolgt durch das abfedernde gebeugte Knie weich.

Die Landung auf dem Fuß ist, da er abgebremst wird, während sich Ihr Körper über dem Fuß in Gehrichtung bewegt, von sehr hohen Kräften geprägt. Deshalb besitzt die Ferse, um den Stoß zu dämpfen, eine besonders ausgeprägte Fettschicht. Entscheidend für eine schonende Landung ist die Auftrittsfläche auf Ihrer Ferse, die möglichst flächig gestaltet werden sollte. Ihr Bein ist dann, durch die leichte Beugung des Kniegelenkes, in Federbereitschaft. Sollten Sie eine Auftrittsfläche am hinteren Ende der Ferse wählen, befindet sich dort kein Fettpolster und Ihr Bein ist durch die starke Streckung des Kniegelenkes unelastisch. Dabei ist eine winzige Vorlage des aufgerichteten Körpers sehr wichtig. Die Schrittlänge wird dadurch nach vorne etwas kürzer. Dies wird Ihnen die flächige Belastung der Ferse erlauben. Probieren Sie es aus!

Der Abstand Ihrer Beine und Füße beim Gehen sollte in etwa der Breite eines Ihrer Füße entsprechen. Dies ermöglicht bessere Stabilität als zu schmale Schritte, die zwar manchmal etwas eleganter wirken, zur Wahrung der Balance aber eine größere Muskelanspannung des gesamten Körpers erfordern.

Ihre Füße zeigen in die Richtung, die Ihr Körperschwerpunkt beim Auftreten und Landen des Fußes einschlägt. Wenn Sie geradeaus gehen und Ihre Füße nicht in Gehrichtung zeigen, erhöht dies aufgrund einer Verkürzung der Hebelwirkung des Fußes Ihren Energieaufwand und das Fußgewölbe verliert dadurch seine selbsttragende Funktion. Die Fuß- und Beinstellung entspringt dabei einer ungünstigen Schwerpunktverlagerung Ihres Körpers beim Aufsetzen des Fußes. Diese können Sie durch Bewegung Ihres Beckens in der nächsten Schrittphase verändern.

Die Belastung des Fußes

Ihre Körpermitte bewegt sich jetzt zunehmend über den Fuß. Nach der Ferse kommt die Außenseite Ihres Fußes in Kontakt mit dem Boden. Es ist sehr wichtig, dass dieser Kontakt bis zu Ihrer kleinen Zehe erfolgt. Sie steht über den Außenrand des Fußes in direkter Verbindung mit der Ferse. Kippt Ihre Ferse nach innen, wird Ihre kleine Zehe nicht belastet, und dadurch können Sie die Konstruktion Ihres Fußgewölbes nur eingeschränkt nutzen.

Nach der kleinen Zehe landen nahezu zeitgleich die Zehen vier bis eins (große Zehe) auf dem Untergrund. Durch die Vorwärtsbewegung des Körpers über dem stehenden Fuß wird sich die Druckeinwirkung des Körpers auf ihn ab dem Zeitpunkt der Landung auf dem Boden von hinten außen nach vorn innen verstärken, da sich Ihr Fuß außerhalb der Mitte Ihres Körperlots befindet. Es entsteht ein Drehmoment nach vorne innen. Deshalb

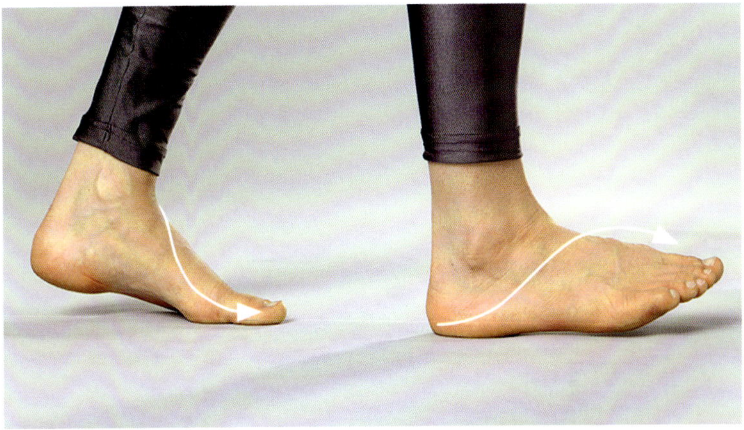

Kurz vor dem Abdruck [hinten], kurz vor der vollen Belastung [vorn]

besitzen Sie eine große kräftige Zehe auf der Innenseite und eine kleine Zehe auf der Außenseite.

Durch die Landung wird die Bremsenergie als energiereiche Stoßwelle durch das Bein bis zu Ihrem Becken weitergeleitet. Dort erfährt sie eine Umwandlung. Ihre landende Beckenseite dreht zurück, wodurch die andere Beckenseite nach vorn gedreht und ein Teil der Bremsenergie in Schwung für die andere Körperseite verwandelt wird. Das Becken dient als Dreh- und Schwungpendel zwischen beiden Beinen. Ihr Fuß wird durch die Drehung des Beckens trotz der Vorwärtsbewegung des Körpers über dem Fuß weiter auch auf der Kleinzehenseite belastet. Das Drehmoment des Beckens gleicht das entgegengesetzte Drehmoment des sich nach vorn bewegenden Körpers über dem nicht in der Mitte stehenden Fuß aus.

Das Knie sollte gerade nach vorn zeigen. Weisen Ihre Knie nach innen oder außen, ist die Ursache ein instabiles Becken, das meist nach links und rechts außen pendelt. Diese Bewegung kann sehr klein sein und ist häufiger bei Frauen zu sehen. Sie hat enorme Auswirkungen auf die Stabilität

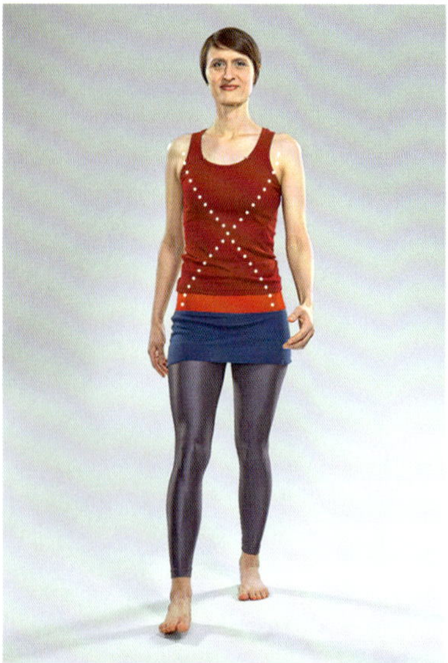

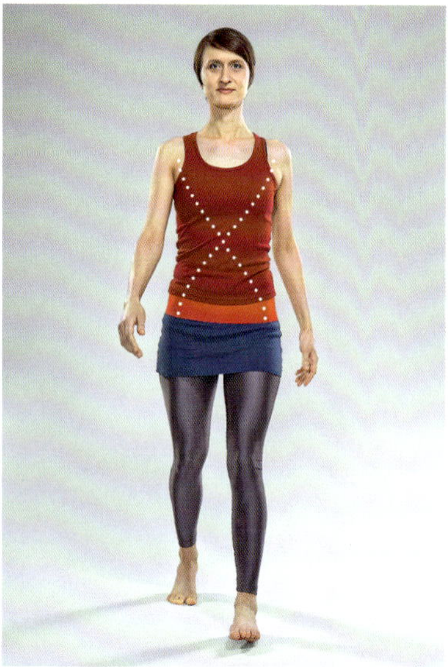

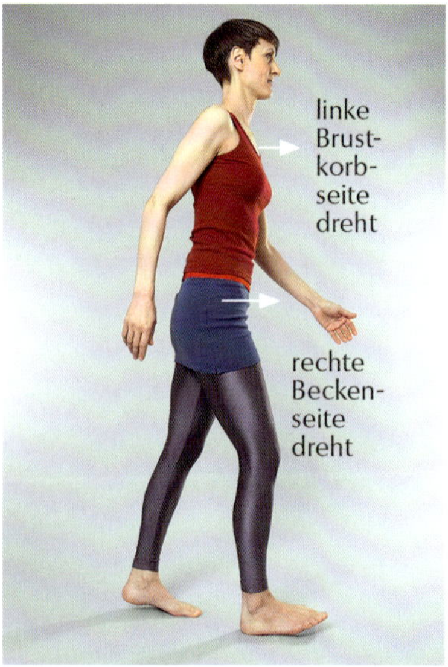

Das Becken dreht mit Bein und Fuß. Der Oberkörper verdreht sich gegensinnig mit den Armen als Gegenpendel .

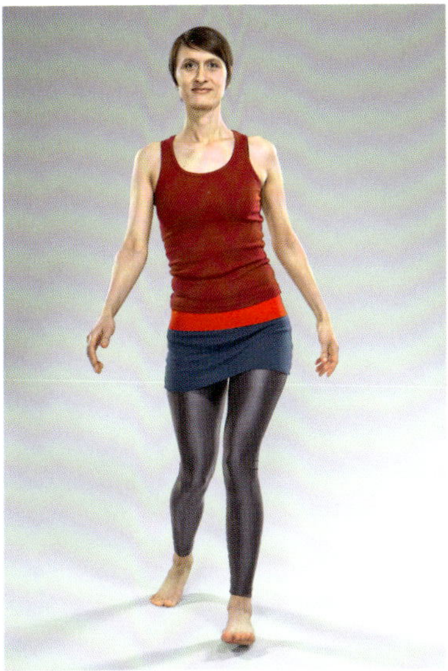

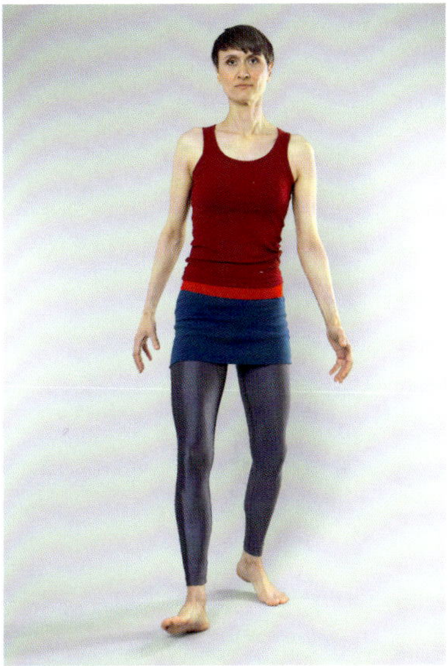

Links: Durch die Seitwärtsbewegung der linken Beckenseite verstärkt sich die Innenbelastung des hinteren Fußes.

Rechts: Durch die starke Spannung der Pobacken drehen Bein und Fuß nach außen, der Fuß zeigt beim Gehen nach außen und verliert Hebelwirkung.

Ihrer Füße und die Ausrichtung Ihrer Knie. Das Gegenteil eines instabilen Beckens ist ein durch angespannte Gesäßbacken unbewegliches Becken. Dadurch kann sich das ganze Bein mit Knien und Füßen nach außen drehen. Dies ist oft bei Männern zu beobachten.

Die Streckung des Beines und der Abdruck des Fußes

Aus dem vorne gelandeten und zunehmend belasteten Fuß wird durch die Vorwärtsbewegung des Körpers beim Gehen der hintere Fuß. Achten Sie besonders auf ihn. Die Druckkräfte, die jetzt auf den Vorfußballen und die

Zehen einwirken, sind sehr hoch. Achtzig Prozent aller Schmerzen am Fuß sind in diesem Bereich verortet. Um eine möglichst ausgeglichene Belastung des gesamten Ballen- und Zehenbereichs trotz des Drehmoments nach innen zu erreichen, muss sich das Becken immer noch günstig mit dem Fuß verbinden. Dies ist nur mit einer guten Streckfähigkeit Ihres hinteren Beines möglich. Dazu sollte sich die Rückseite Ihrer Beine mit Achillessehne, Wade und Kniekehle in einem gut gedehnten Zustand befinden und auch die Streckfähigkeit Ihres Hüftgelenks ausreichend sein (siehe Bild). Das nach hinten gestreckte Bein wird in seinen elastischen Bindegewebsanteilen aus Faszien und Sehnen vor dem Abdruck gedehnt.

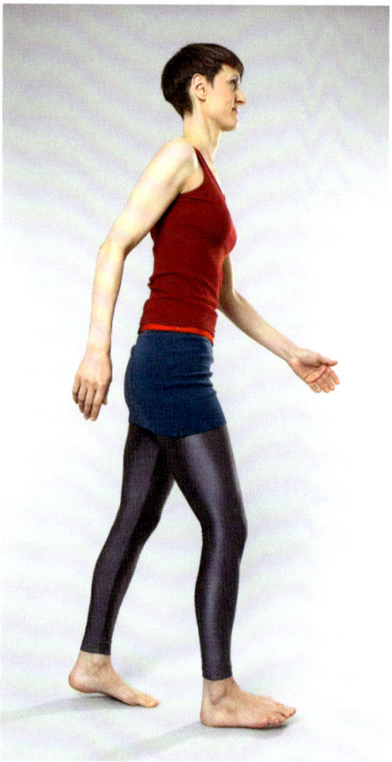

Die Streckung des hinteren Beins ermöglicht Dynamik im Abdruck über alle 5 Zehen.

Es wird im Moment des Anhebens der Ferse und bei der Lösung des Fußes vom Boden wie ein vorgespannter Bogen nach vorn und oben fliegen. Sie können Ihr Bein und Ihren Körper dann mit viel weniger Muskelkraft und weniger Energieverbrauch der Muskeln bewegen. Der Schwung für das Spielbein, also für das nach vorne fliegende Bein entsteht zudem aus der Drehbewegung des Beckens und der Aktivierung der kräftigen Hüftbeugemuskulatur.

In diesen letzten Augenblicken des am Boden stehenden Fußes benötigen Sie für den jetzt erfolgenden federnden Abdruck auch Ihre Zehen. Sie bilden mit den Mittelfußknochen einen leicht elastischen und doch stabilen Hebel. Jetzt muss Ihr Fuß für den Erhalt seiner federnden elastischen Hebelfunktion im Vorfußbereich aus Mittelfußknochen und Zehen die kurze gewölbeerhaltende Muskulatur aktivieren. Dies ist nur möglich, wenn beim Anheben der Ferse eine Druckverteilung des Vorfußballens auf alle Zehen erfolgt. Vor allem die große und die kleine Zehe sollten in diesem Augenblick spürbar sein, da dies eine Rückmeldung für eine weiterhin aufgerichtete Ferse bedeutet. Ein früher Abdruckmoment ist günstig, da bei einem starken Anheben der Ferse zu viel Druck auf den Vorfußballen ausgeübt wird.

Die wichtigsten **Merksätze**

- Bauch und Becken sind Teil des Beines.
- Die landende Beckenseite dreht zurück, die gegenüberliegende Beckenseite dreht nach vorn.
- Schultern, Arme und Hände sind Teil des Brustkorbs.
- Der Brustkorb dreht entgegengesetzt zum Becken.
- Das Armpendel entsteht durch die Drehbewegung des Brustkorbs.
- Der Fuß ist in seiner Funktion beim Gehen ein elastischer Hebel
- Die Kraft des Fußes besteht aus seinem Gewölbe
- Die feinmotorische Muskulatur des Fußes dient dem Erhalt des Gewölbes

Der Fuß als **elastischer Hebel** beim Gehen

Die wichtigste Übung für Ihre Fußmuskulatur

Die entscheidende Voraussetzung für den federnden und schmerzfreien Abdruck des Fußes vom Boden ist die Bogenspannung des Vorfußes. Die folgende Übung richtet sich deshalb an Ihre Fähigkeit, diese Bogenspannung mittels Ihrer feinmotorischen Fußmuskulatur zu erhalten oder wiederzugewinnen.

Diese Übung ist zur gezielten Ansteuerung und Kräftigung der Fußmuskulatur Ihres Vorfußes wichtig. Sie dient zudem der Fähigkeit, die Feinmotorik Ihres Fußes zu entwickeln, ist für den Erhalt der Schmerzfreiheit des Vorfußes und der Hebelkraft des gesamten Fußes der entscheidende Baustein und dient auch als Eigenmassage zur Entlastung bei akuten Schmerzen. Die Übung unterscheidet sich in ihrer Ausrichtung auf die Funktionalität des Fußes von den meisten angebotenen Kräftigungsübungen, wie dem Greifen von Handtüchern und Stiften oder dem leider immer wieder empfohlenen Vorfußballenstand, der bei Schmerzen und Verformungen des Vorfußes nicht förderlich ist und die Situation meist verschlechtert.

Zur Stabilisierung Ihrer Bemühungen können Sie außerdem die Hilfe eines elastischen Tapes verwenden, wie ich es Ihnen im Anschluss an dieses Kapitel zeigen werde. Sie sollten oft, aber nicht zu lange üben, da es vor allem zu Beginn schwierig ist, bei sehr kleinen Bewegungen Ihres Fußes Konzentration und Geduld zu bewahren. Nach meiner Erfahrung sind 10 Minuten Übungszeit genug. Üben Sie langsam und oft! Lassen Sie sich Zeit und setzen Sie sich nicht unter Druck. Wenn Sie mit Ihren Händen gelernt haben, einen feinen Faden durch ein Nadelöhr zu schieben, werden sie wissen, um welche Übungsqualität es sich handelt.

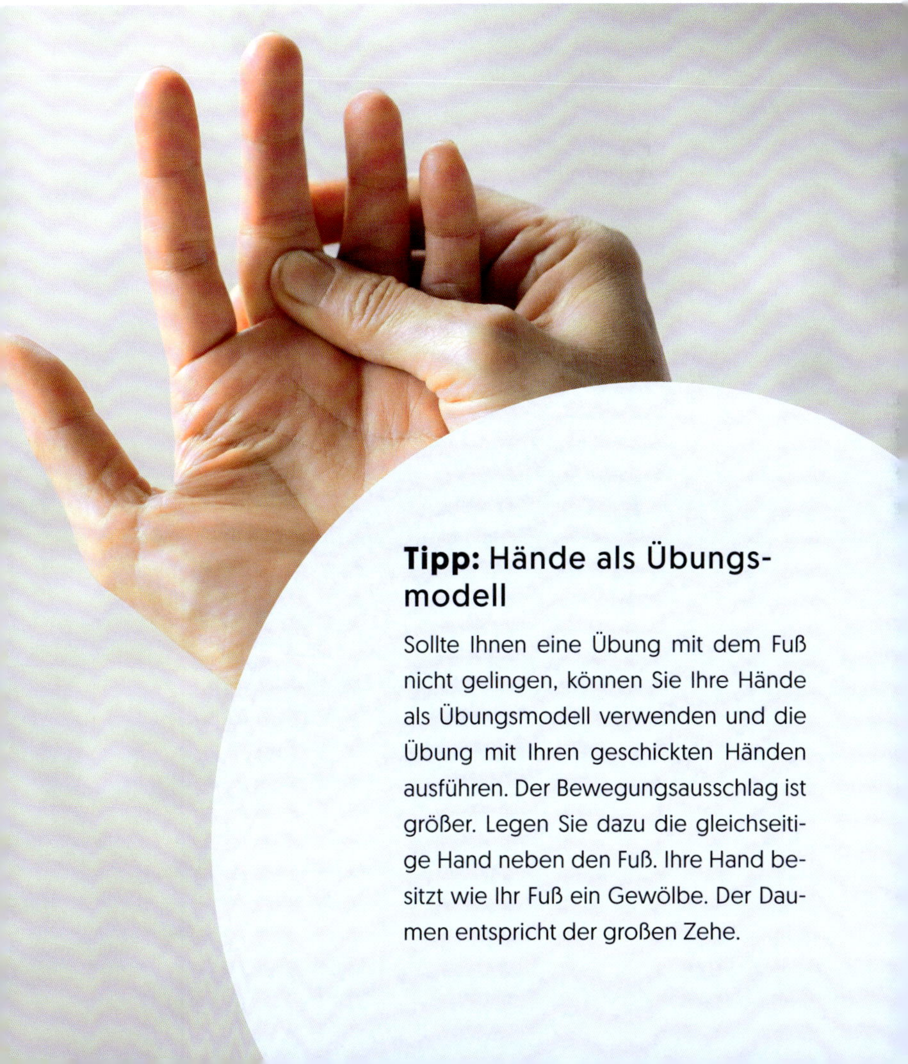

Tipp: Hände als Übungsmodell

Sollte Ihnen eine Übung mit dem Fuß nicht gelingen, können Sie Ihre Hände als Übungsmodell verwenden und die Übung mit Ihren geschickten Händen ausführen. Der Bewegungsausschlag ist größer. Legen Sie dazu die gleichseitige Hand neben den Fuß. Ihre Hand besitzt wie Ihr Fuß ein Gewölbe. Der Daumen entspricht der großen Zehe.

Gestreckte Zehen und elastischer Vorfußbogen

- Setzen Sie sich auf ein Kissen (am besten eignet sich ein festes Meditationskissen) oder auf einen Stuhl. Wenn Sie mit einem Stuhl üben, nehmen Sie einen Hocker zur Hilfe, auf den Sie den übenden Fuß stellen. Ansonsten platzieren Sie den Fuß vor sich auf dem Boden. Ihr Fuß und Ihr Knie sollten in einer Linie mit Ihrer Schulter gerade nach vorn zeigen. Stellen Sie Ihren übenden Fuß so weit als möglich von Ihrem Rumpf entfernt auf, aber so, dass Sie ihn noch gut mit beiden Händen erreichen und greifen können.
- Bewegen Sie Ihren übenden Fuß mit der Ferse als Drehpunkt mit dem Fußrücken in Richtung Schienbein. Rollen Sie einen kleinen weichen Ball unter die Mitte Ihres Fußes und entspannen Sie Ihren Fuß über dem Ball, ohne die Ferse vom Boden abzuheben. **(1)**
- Versuchen Sie, Ihre Zehen ein klein wenig zu strecken und zu fächern. Es entsteht ein winziger Abstand zwischen den Zehen (nicht zu viel!). Alle Zehen zeigen dabei geradeaus. Spannen Sie die Muskeln Ihrer Zehen so wenig wie möglich an. Ziehen Sie Ihre Zehen nicht nach oben oder unten. Ziehen Sie mit Hilfe Ihrer Hände alle gebeugten und verkürzten Zehen sanft in die Länge. **(2)**
- Heben Sie Ihr gesamtes Bein an und entfernen Sie den stützenden Ball unter Ihrem Fuß. Versuchen Sie, währenddessen die Position der Zehen zu halten, gestreckt in Verlängerung der Mittelfußknochen.
- Stellen Sie die Ferse wieder auf dem Boden ab. Greifen Sie jetzt die Fußaußenränder und formen Sie sanft einen Bogen. Halten Sie den Fuß mit den Händen im Mittelfußbereich. Spüren Sie dem angenehmen Bogen nach. Sie formen Ihr Quergewölbe! **(3)**
- Versuchen Sie, langsam mit der Kraft Ihrer Hände nachzulassen. Ihr Ziel ist, diese Stellung mit der Kraft der Fußmuskeln etwa 6 Sekunden zu halten. Legen Sie eine Pause von 2 Sekunden ein, bevor Sie es von Neuem probieren. Versuchen Sie, während der Formung des Bogens Ihre Zehen unablässig in die Länge zu strecken.

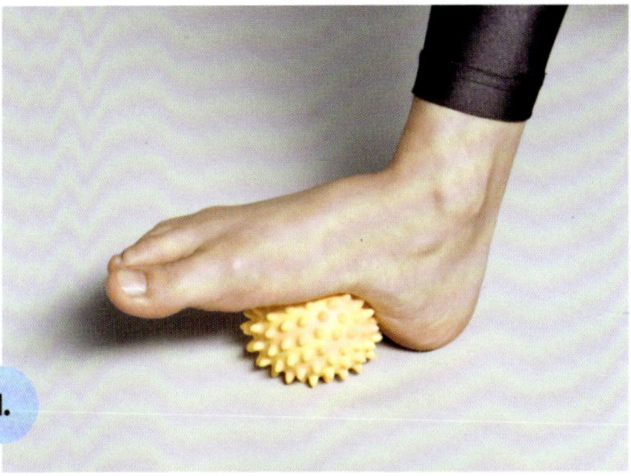

1.

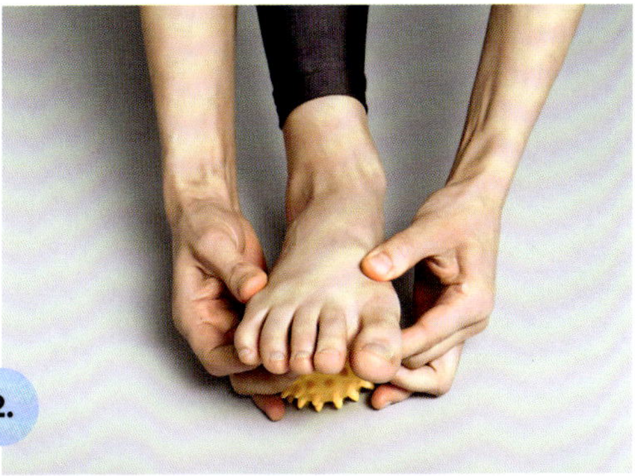

2.

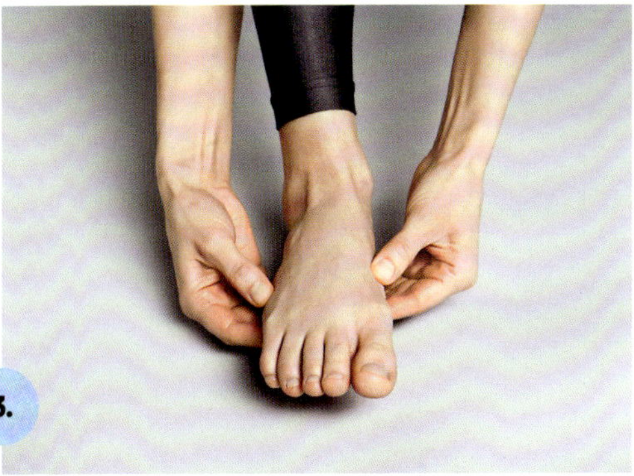

3.

- Die Fußsohle nimmt jetzt Kontakt mit dem Boden auf. Achten Sie darauf, dass die Ferse aufgerichtet ist und bleibt. Die Zehen liegen entspannt auf dem Boden. Falls sich die Zehen einkrallen, ziehen Sie mit Hilfe Ihrer Hand alle gebeugten und verkürzten Zehen sanft in die Länge. Warten Sie ab, wenn es für einen Ihrer Zehen schwierig ist, und reflektieren Sie, welche Anspannung Sie loslassen können. Es gilt, etwas nicht mehr oder weniger und sanfter zu tun. Das ist meistens schwieriger, als etwas zu tun! **(4)**
- Jetzt fächern Sie wieder Ihre Zehen ein klein wenig. Es entsteht ein winziger Abstand zwischen den Zehen (nicht zu viel!). Ziehen Sie die Zehen nicht nach oben. Sie können jetzt Ihre Zehen durch die Auflage auf dem Boden »festkleben«. Versuchen Sie, langsam mit der Kraft Ihrer Hände nachzulassen. Ihr Ziel ist, diese Stellung mit der Kraft der Fußmuskeln zu halten. Führen Sie diese Übung anschließend auch mit dem anderen Fuß durch. **(5)**
- Wenn Ihnen das gelingt, drücken Sie sanft von oben nach unten innen auf das Ende Ihres I. und V. Mittelfußknochens. Achten Sie besonders auf die gestreckte Auflage Ihrer großen und Ihrer kleinen Zehe. Üben Sie besonders mit diesen beiden Zehen 5–6 Sekunden einen sanften Druck auf den Boden aus. Beide Zehen bleiben bei der leichten und sanften Erhöhung des Druckes gestreckt und lang. Auch der dazugehörige Kleinzehen- und Großzehenballen bleibt auf dem Boden aufliegend. Die Zehen 2 bis 4 sind ebenfalls bei der Druckausübung der Zehenbeeren auf den Boden beteiligt. Der Bogen ist vielleicht kaum sichtbar, aber deutlich als Entlastung der Mitte des Vorfußballens spürbar. **(6)**
- Lassen Sie für 2 Sekunden wieder los, bevor Sie es von Neuem probieren. Das erfordert sehr viel Feingefühl und Sie werden vielleicht am Anfang durch zu viel Kraftanstrengung Ihren Großzehenballen vom Boden anheben. Versuchen Sie, den Kontakt mit dem Ballen der großen Zehe zu halten. Üben Sie langsam und genau!

4.

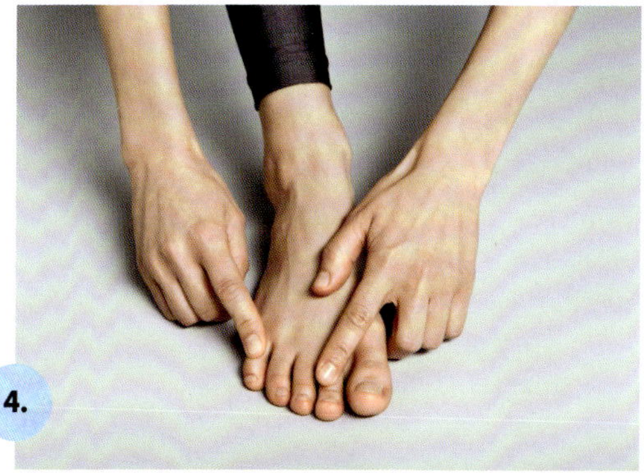

5.

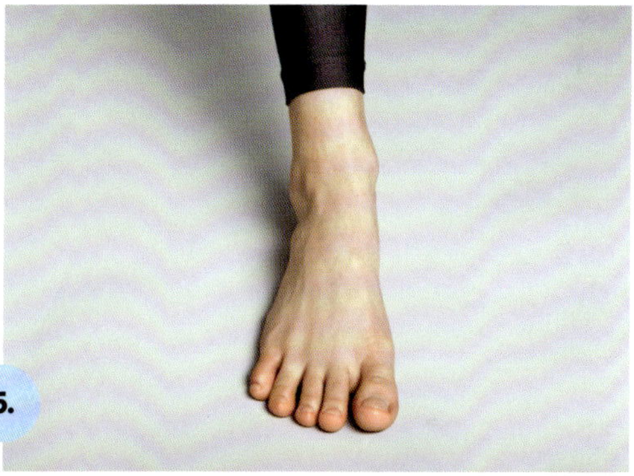

6.

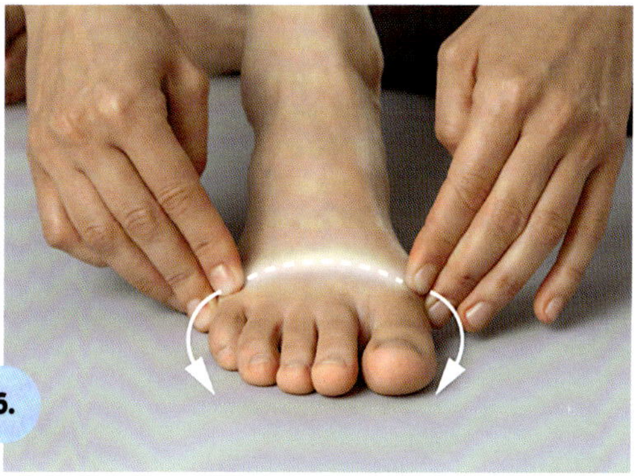

Wenn Sie die bisher beschriebene Übung des »Bogens« gut beherrschen, versuchen Sie Folgendes:

- Rollen Sie Ihren übenden Fuß über die Ferse mit dem Fußrücken zu sich. Der Fußrücken mit den locker gestreckten Zehen zeigt Richtung Schienbein. **(1), (2)**
- Ziehen Sie dabei nicht die Zehen hoch, sondern versuchen Sie das Quergewölbe Ihres Vorfußballens zu aktivieren. Der erste und der fünfte Mittelfußknochen rollen sich entgegengesetzt ein. Die Zehen sind in Verlängerung Ihres Fußrückens gestreckt. **(3)**
- Auf dem Rückweg zum Boden bleiben die Zehen locker gestreckt und gefächert. Der kleine Zeh setzt als Erstes auf dem Boden auf. Dann von außen nach innen einen Zeh nach dem anderen locker gestreckt auf den Boden ablegen. **(4)**
- Beginnen Sie wieder von vorn.
- Sollten Sie beim Hochrollen des Fußrückens immer als Erstes die Zehen hochziehen, wiederholen Sie bitte zunächst die vorhergehenden Übungen zum Aufbau des Quergewölbes und üben Sie dann den Moment des Anhebens der Fußsohle vom Boden. Die Bewegung beginnt immer in der Mitte Ihres Fußes und nicht mit Ihren Zehen.
- Führen Sie die Übung anschließend mit dem anderen Fuß durch.

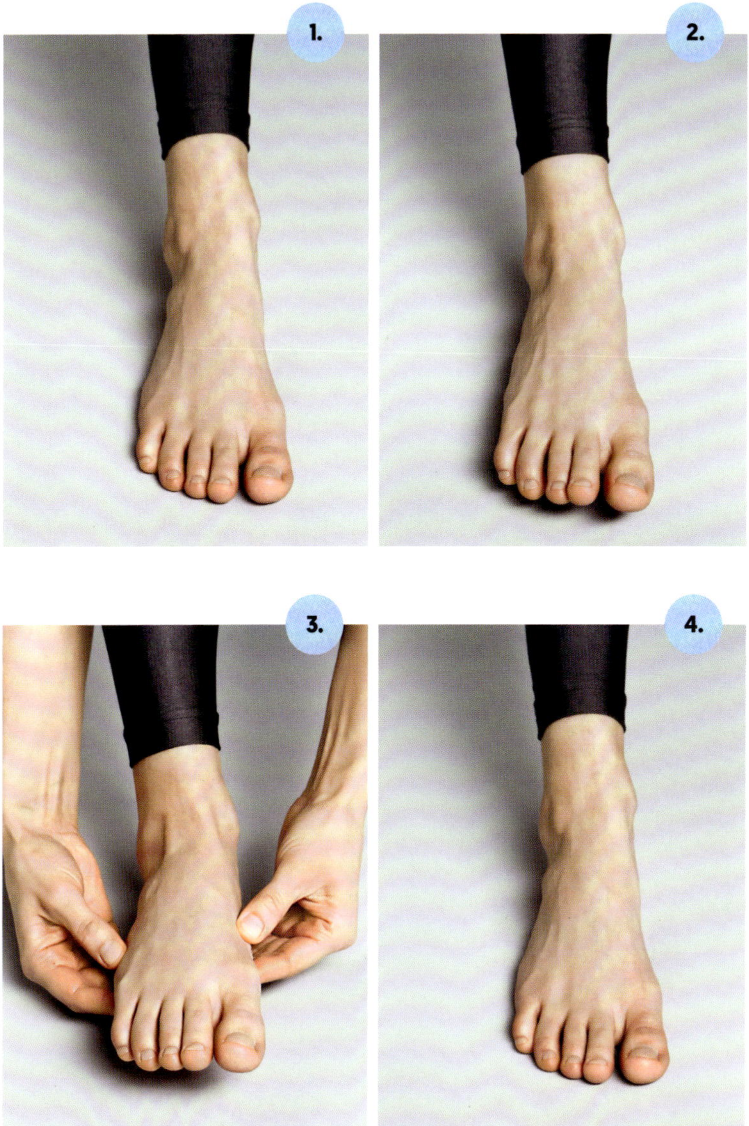
1.
2.
3.
4.

Taping bei Spreizfußbeschwerden

Mit Hilfe eines elastischen Tapes können Sie der Spreizung des Vorfußes Einhalt gebieten und Schmerzen unter dem Ballen verbessern oder beseitigen. In diesem Kapitel lernen Sie, ein elastisches Tape korrekt anzubringen, und können sofort loslegen.

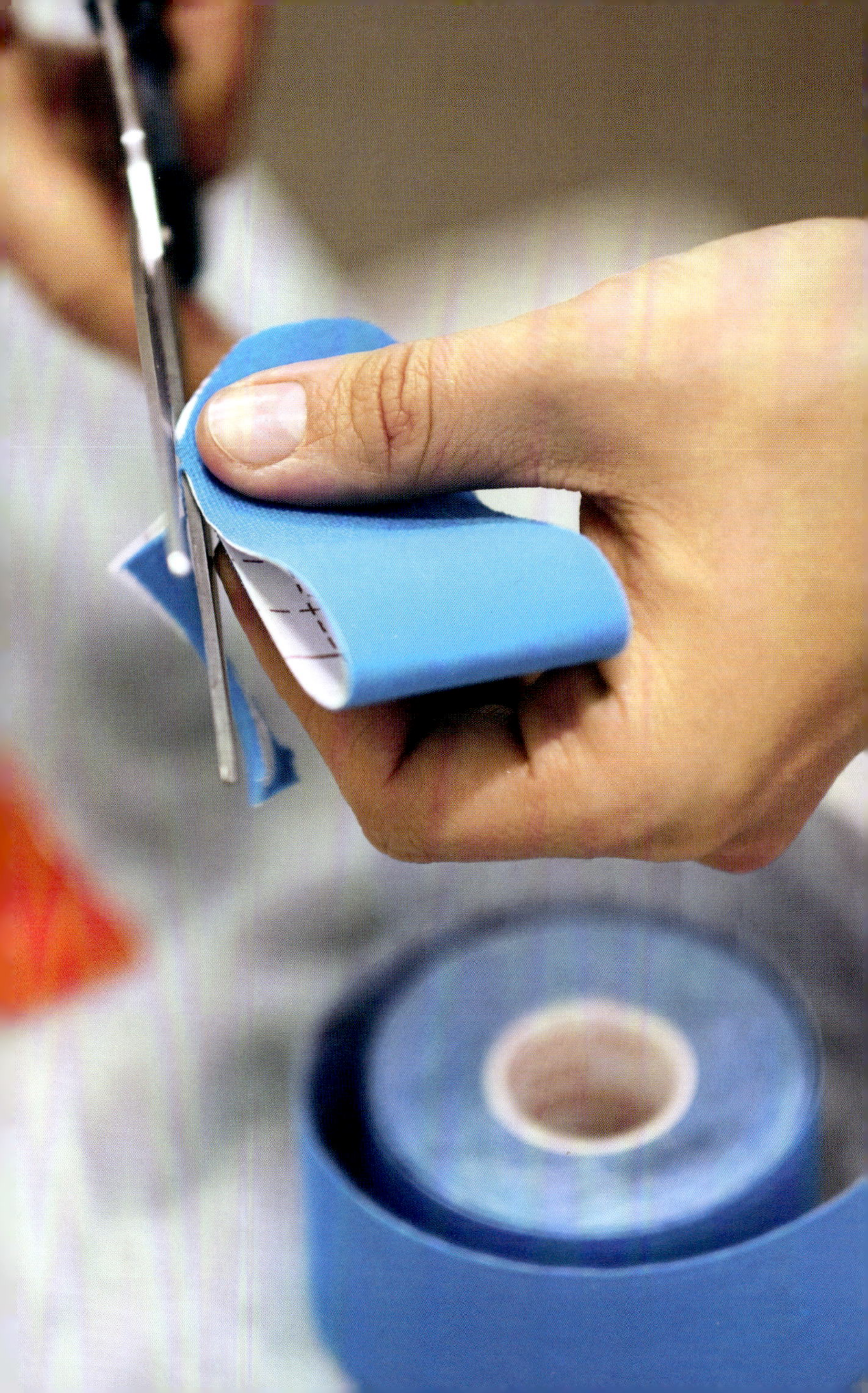

Tapes stützen den Fuß

Die Grundlagen

Die häufigsten Fußschmerzen treten unter dem vorderen Fußballen auf. Ob Morton Neurom, Arthrose der Grundgelenke oder Metatarsalgie: Die Ursache liegt zu Beginn in einer instabilen Ferse; die Mittelfußknochen werden in der Folge gespreizt, die dazwischenliegende Muskulatur und das Bindegewebe gedehnt. Gedehnte Muskulatur und gedehntes Bindegewebe können weniger Kraft und Halt entwickeln. Ihre Zehen versuchen verzweifelt zu retten, was zu retten ist, krallen sich in den Boden und entwickeln sich in der Folge zu Krallen- oder Hammerzehen.

Bei diesen Problemen können Sie sich – nach der Stabilisierung Ihrer Ferse durch eine günstigere Gangart, wie sie im vorigen Kapitel beschrieben wurde – sehr gut mit einem elastischen Tape behelfen. Es gibt dem Vorfußballen Halt und wirkt der Spreizung entgegen. Das Quergewölbe Ihres Fußes wird geformt und Schmerzen unter dem Vorfußballen können sich verbessern oder werden nicht mehr auftreten. Dabei sollten sich jedoch keine allergischen Hautreaktionen zeigen. Legen Sie außerdem zur Erholung der Haut immer wieder eine Pause ein, damit sie nicht wund wird. Wenn sich das Tape unangenehm anfühlt oder schmerzt, entfernen Sie es umgehend. Bei Unsicherheiten sollten Sie sich mit einem Physiotherapeuten bzw. einer Physiotherapeutin in Verbindung setzen.

Das richtige **Material**

Leider ist von außen in der Regel nicht erkennbar, welches Tape qualitativ gut und welches weniger gut ist. Ich empfehle in der Praxis zwei unterschiedliche Marken: Flexotape® und Curetape®. Das Tape sollte außerdem keine allergischen Hautreaktionen hervorrufen, für mindestens einen Tag gut anheften und beim Kauf je Rolle eine Länge von 5 m besitzen und 5 cm breit sein.

Kleben Sie das Tape auf Ihre möglichst fettfreie, also nicht gecremte Haut. Das Tape wird dadurch länger und besser haften, in der Regel bis zu fünf Tage oder länger, je nach Haut und Tapematerial. Sie können mit dem Tape duschen oder baden, sollten es aber vor allem in der kalten Jahreszeit nach dem Kontakt mit Wasser mit einem Handtuch trocken tupfen. An den Klebestellen entfernen Sie bitte alle Haare. Zum möglichst schmerzfreien Entfernen können Sie Öl auf das Tape aufbringen und einwirken lassen. Lesen Sie außerdem die Packungsbeilage des Herstellers.

So funktioniert das Tapen

Das Material besteht aus einem elastischen Stoff, Kleber und Papier. Sie benötigen deshalb eine gute Schere. Auf dem Papier befindet sich eine Zentimeterangabe. Ein dickerer Strich markiert eine Länge von 5 Zentimetern.

1. Schneiden Sie ein 13 Zentimeter langes und 5 Zentimeter breites Tape und runden Sie die Ecken ab.

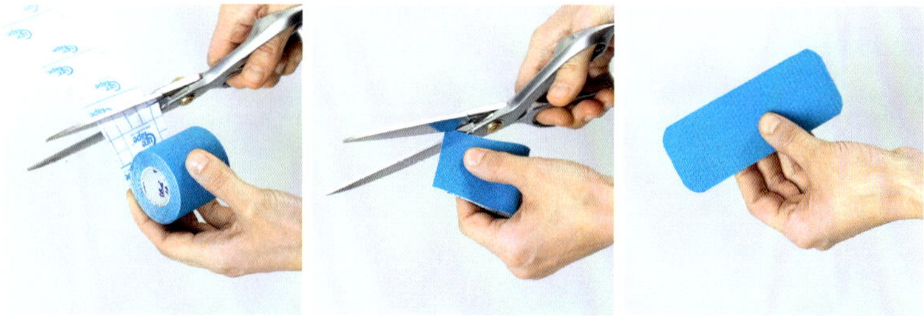

2. Reißen Sie das Papier des Tapes auf Höhe von 2 bis 3 Zentimetern einmal durch und ziehen Sie das kurze Stück ab. Auf der anderen Seite falzen Sie das gelöste Papier.

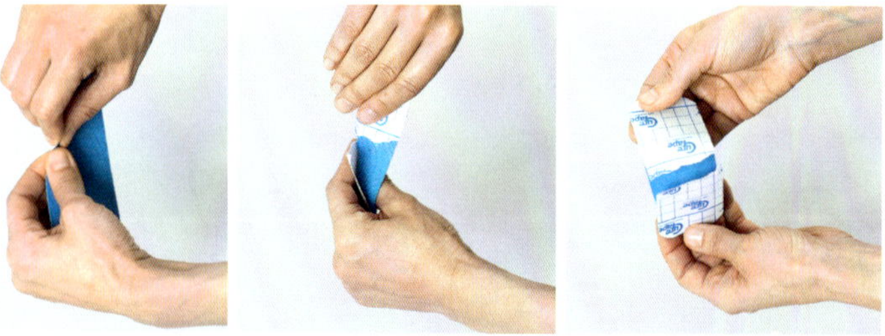

3. Kleben Sie den Anfang des Tapes nach Abziehen der ersten 2 Zentimeter des Papiers locker und ohne Zug auf die Oberseite des ersten Mittelfußknochens, also auf der Oberseite des Großzehenballens auf. Dies wird als Basis bezeichnet.

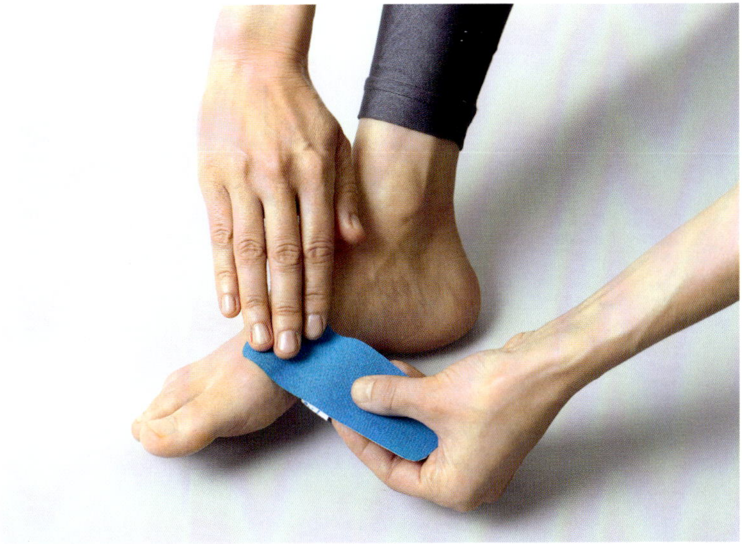

4. Rollen Sie jetzt Ihre Zehen nach unten ein. Ziehen Sie das Tape nach Entfernen eines weiteren 2 bis 3 Zentimeter langen Abschnittes des Papiers und kleben Sie es unter starkem Zug auf der Unterseite Ihres Vorfußballens fest. Ziehen Sie dabei die Haut der Fußsohle in Kleberichtung, damit so wenig Hautfalten wie möglich entstehen.

5. Legen Sie Ihren ziehenden Finger quer auf, um einen gleichmäßigen Zug in der ganzen Breite des Tapes zu gewährleisten. Reiben Sie über das bereits festgeklebte Tape, um den Kleber zu aktivieren.

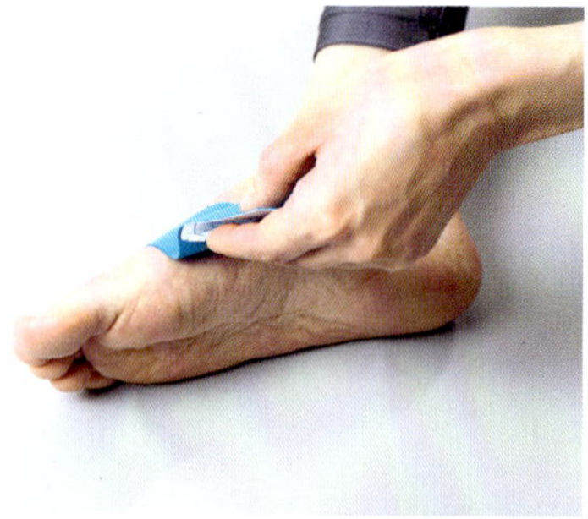

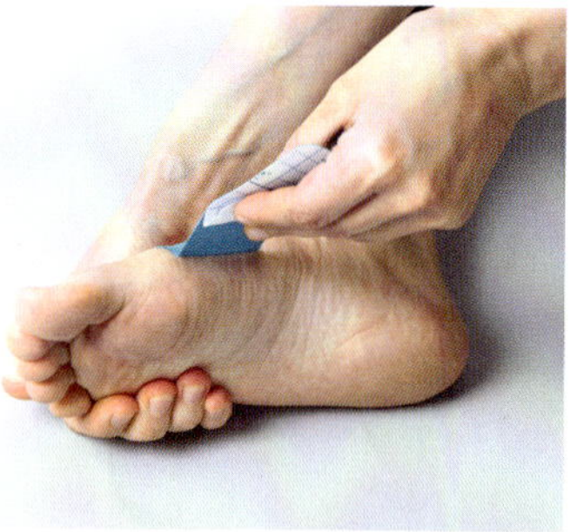

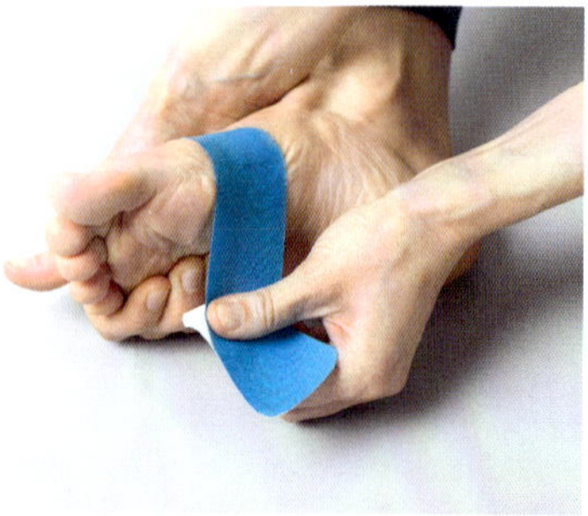

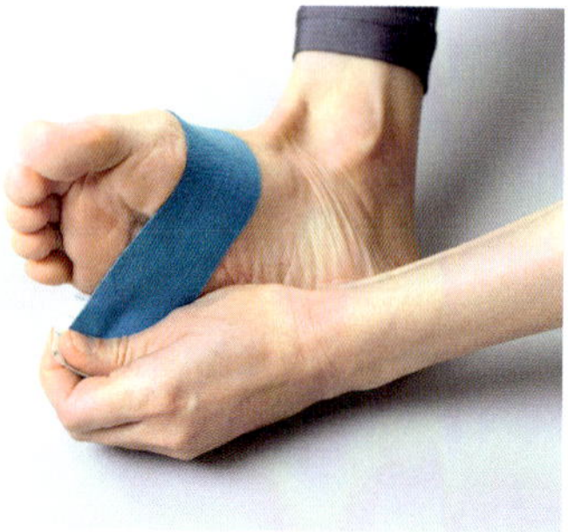

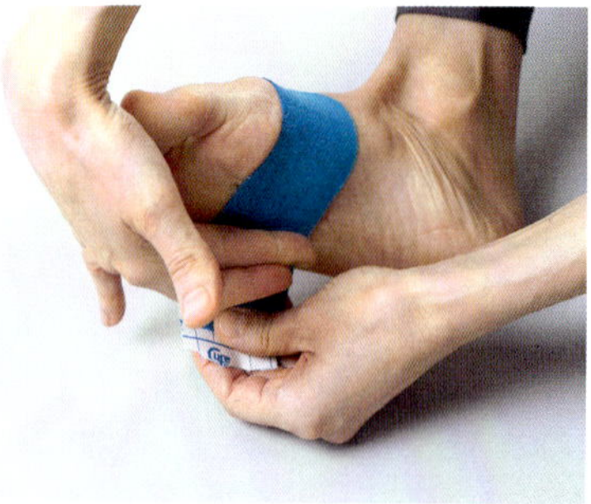

6. Fixieren Sie nun nach Entfernen des Papiers das nächste Stück unter Zug.

7. Die letzten 2 Zentimeter kleben Sie bitte ohne Zug auf die Oberseite Ihres fünften Mittelfußknochens, auf die Oberseite des Kleinzehenballens. Dies wird wieder als Basis bezeichnet. Die Basen müssen ohne jeden Zug aufgeklebt werden, damit sich das Tape nicht so schnell ablöst. Reiben Sie abschließend nochmals über das bereits festgeklebte Tape, um den Kleber zu aktivieren.

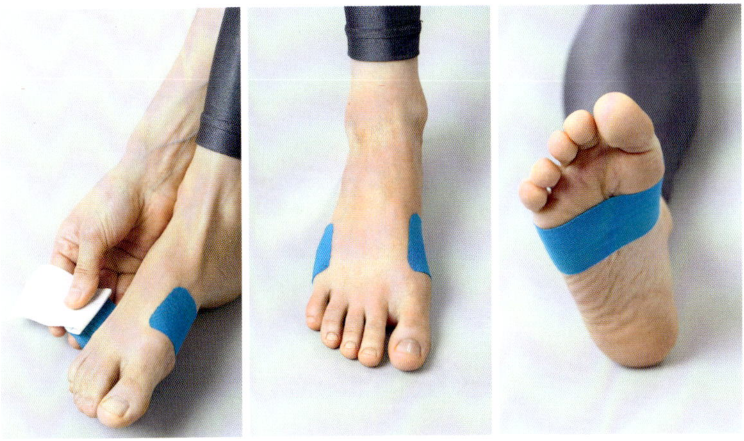

Nach der Fixierung des Tapes sollte eine deutliche Entspannung und Schmerzlinderung eintreten. Bei zu viel Zug fühlt sich der Vorfußballen eingesperrt an. Bei zu wenig Zug können Sie leicht versetzt ein zweites Tape aufkleben. Sollte Ihnen das Tape für einige Stunden Hilfe bieten, sich danach aber unangenehm anfühlen, entfernen Sie es. Sie können es zum Beispiel tagsüber tragen, aber für die Nacht entfernen. Sollte das Tape schlecht halten oder sollten Falten beim Setzen entstanden sein, entfernen Sie es umgehend und versuchen es von Neuem.

Die Integration der Vorfußspannung in das Gehen

Jetzt ist es wichtig, die Vorfußspannung, also die Aktivierung Ihres Quergewölbes, im Gehen zu üben und in Ihren Alltag zu integrieren. Sie können dann bei jedem Schritt üben und der Spreizung des Vorfußes ob mit oder ohne Tape entgegenwirken.

- Gehen Sie in Schrittstellung, indem Sie ein Bein in einem kleinen Schritt nach hinten abstellen. Ihr vorderes Bein wird im Knie leicht gebeugt, das hintere Bein ist gestreckt. Wohin zeigen Ihre Füße? Wohin zeigen Ihre Knie? **(1)**
- Beide Füße und Knie sollen geradeaus zeigen. Vor allem am hinteren Fuß und beim hinteren Knie ist das am Anfang nicht ganz leicht und fordert ein gutes Gleichgewicht.
- Achten Sie auf eine hüftbreite Stellung Ihrer Füße und Knie. Ihr Bauchnabel befindet sich exakt in der Mitte zwischen beiden Beinen.
- Strecken Sie das hintere Bein und verankern Sie Ihre Ferse nach hinten außen. **(2)**
- Verlagern Sie jetzt das Gewicht Ihres gesamten Körpers langsam nach vorne auf das gebeugte Bein. Die Ferse des Fußes des hinteren Beins beginnt sich jetzt vom Boden zu lösen. Dabei beugt sich auch das Knie des hinteren Beins und beginnt sich nach vorne zu bewegen. **(3)**
- Heben sie die Ferse des hinteren Fußes nur um zwei Zentimeter an und vergewissern Sie sich, dass die entstandene Vorfußbelastung auf alle Zehen einwirkt. Ihre Ferse darf nicht nach innen oder außen kippen.
- Setzen sie dann die Ferse langsam wieder nach hinten außen ab und strecken Sie wieder das hintere Bein.
- Sie können diese kleine Bewegung mehrmals wiederholen. Achten Sie auf die ausgewogene Balance der Belastung Ihrer Füße zwischen Ferse, kleiner Zehe mit Kleinzehenballen und großer Zehe mit Großzehenballen.

- Beginnen Sie jetzt bei der Vorwärtsbewegung des Körpers mit dem Anheben der Ferse die Aktivierung der Vorfußspannung zu integrieren.
- Versuchen Sie, im Moment der Belastung des Ballens Ihre Zehen sanft zu strecken und die Spannung des Quergewölbes zu halten, bis sich der Fuß vom Boden löst. Nutzen Sie einen möglichst frühen Abdruckpunkt. Geben Sie dabei nur wenig Kraft auf den Vorfußbereich. Das Abdrücken des Fußes vom Boden erfolgt sanft.

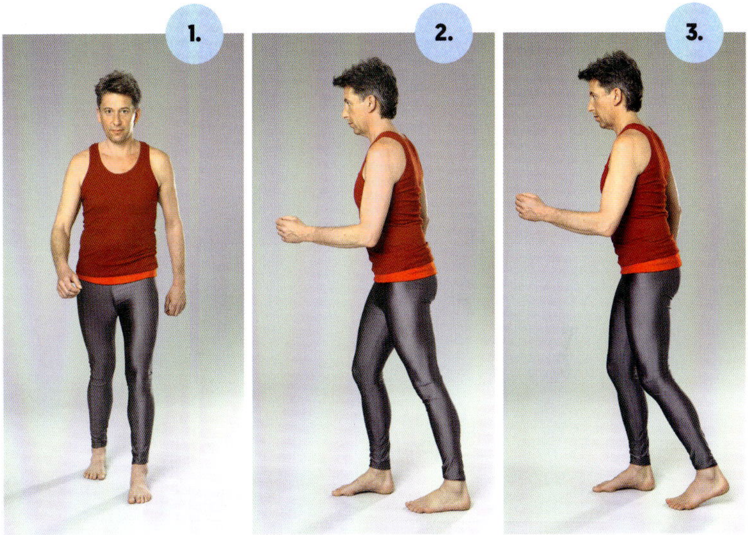

Serviceteil – Wichtige Tipps auf einen Blick

Durch tägliche Achtsamkeit und Fürsorge erhalten Sie die Gesundheit Ihrer Füße. Hier eine (unvollständige) Zusammenstellung verschiedener Maßnahmen zur Fußgesundheit.

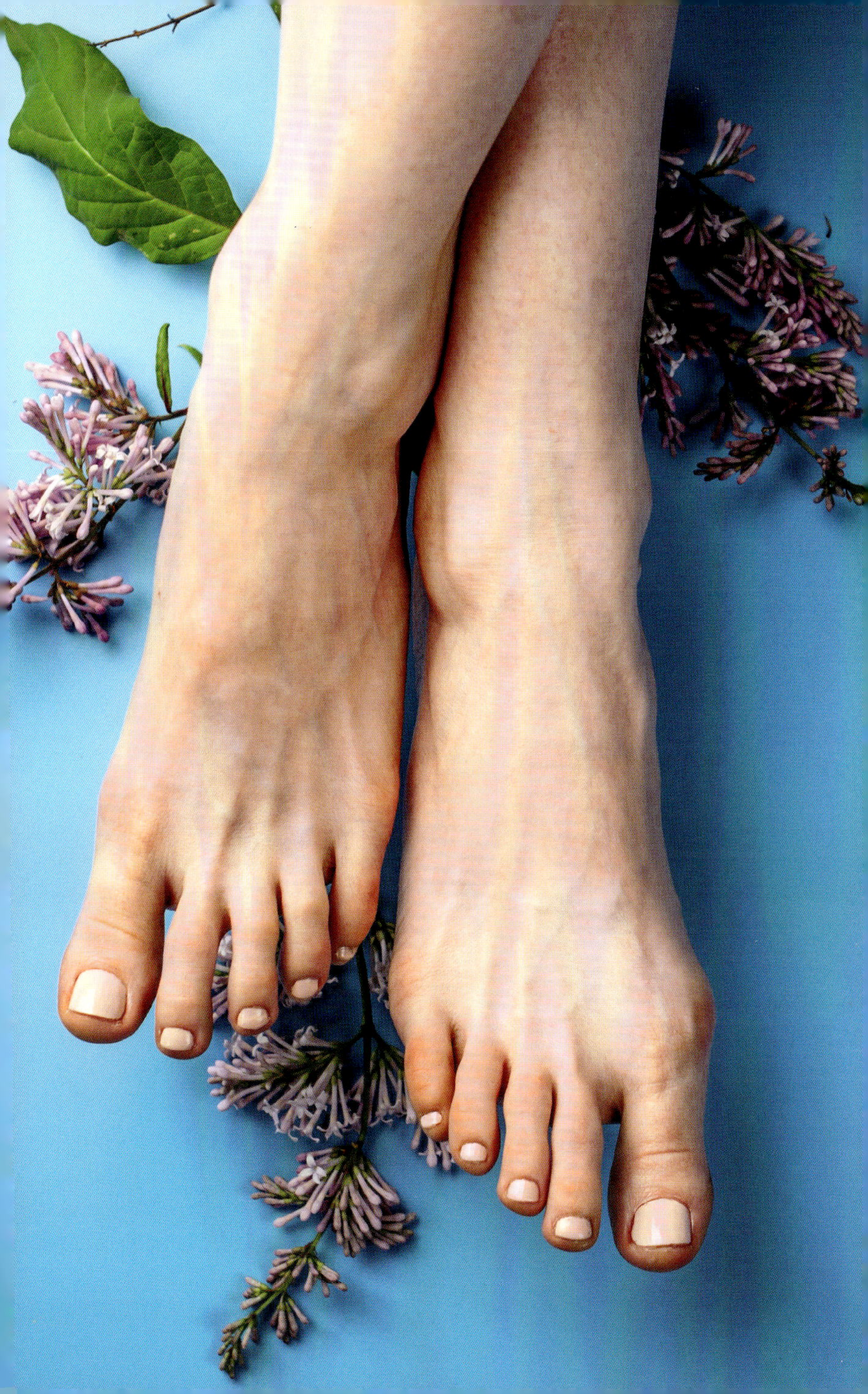

Für das Wohlergehen **Ihrer Füße**

Barfußtraining und Barfußschuhe

Ohne schmerzende Füße ist es sehr wohltuend, auf einem weichen Untergrund barfuß zu laufen. Da Ihre Fußsohlen sehr empfindlich sind, werden Sie barfuß wesentlich achtsamer, schonender und weicher gehen. Sollte Ihnen das Barfußgehen auf weichem Boden unangenehm oder schmerzhaft sein, ist es besser, feste Schuhe zu tragen. Gehen Sie bitte nicht auf harten und glatten Böden über längere Zeit barfuß – auch zu Hause nicht!

Die Verwendung von Barfußschuhen kann Ihre Füße vor Kälte und Verletzung schützen. Der Barfußschuh verschafft Ihnen den Vorteil, dem Boden aufgrund der dünnen Sohle näher zu sein. Er verringert außerdem die Gefahr einer Instabilität. Sie werden je nach Untergrund zwischen einer Fersen- oder Vorfußlandung wechseln, da jeder kleine Stein sich unangenehm anfühlt.

Seien Sie aber vorsichtig bei bereits entstandenen Schmerzen. Auch Barfußschuhe können bei zu langem Gebrauch und untrainierter Muskulatur zu Problemen an den Füßen führen. Das Barfußgehen erfordert Training. Gehen Sie nicht zu lange Strecken. Sie können die Dosis langsam steigern. Ich verwende z. B. bei einer Wanderung Bergschuhe und Barfußschuhe (Sole Runner®) im Wechsel, um meine Füße immer wieder einmal zu entlasten. Wenn Sie Geduld haben und dosiert mit dem Gehen in Barfußschuhen beginnen, werden Sie diese Schuhe schon bald als sehr angenehm empfinden.

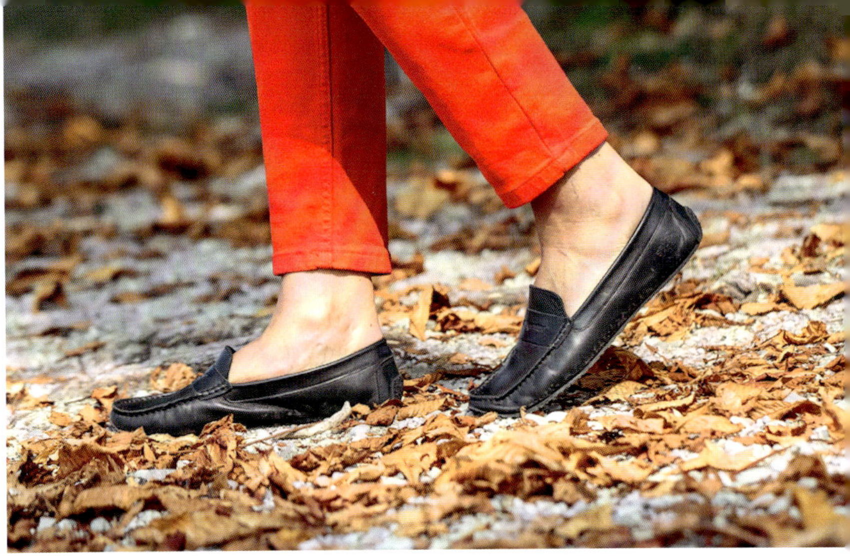

Die Vielfalt an Modellen im Minimal- oder Barfußschuhbereich lässt in der heutigen Zeit nichts zu wünschen übrig – hier ein Modell von Sole Runner®.

Die richtige Temperatur der Füße

Die richtige Temperatur als Spiegel der Durchblutung und des Stoffwechsels Ihrer Füße ist eine wichtige Voraussetzung für deren Schmerzfreiheit. Sollte dennoch beispielsweise bei einer längeren Wanderung einmal eine Temperaturerhöhung Ihrer Füße auftreten, so sollten Sie sich darüber keine Sorgen machen. Durch die Temperaturerhöhung wird auf die Nervenenden in Ihren Füßen Druck ausgeübt – und Ihre Füße schmerzen. Kühlung wird ihnen guttun.

Vorsicht ist allerdings bei einer Schwellung geboten. Schwellungen können aufgrund einer akuten Entzündung entstehen, die dann zu einer erhöhten Temperatur führt – oder ohne eine Temperaturerhöhung bereits chronisch geworden ist. Dann sollten Sie auf jeden Fall einen Arzt zur Abklärung aufsuchen. Er wird nach der Ursache der Entzündung bzw. der Schwellung suchen. Nach einer Operation wird Ihr Fuß in der Heilungsphase ebenfalls über längere Zeit geschwollen sein.

Das hilft bei geschwollenen, brennenden oder kalten **Füßen**

Quark

Sollte Ihr Fuß geschwollen und heiß sein, bestreichen Sie die Schwellung mit einer dicken Schicht fettreichen Quarks, legen Sie Ihre Beine hoch und lassen Sie ihn für eine halbe Stunde einwirken. Entfernen Sie den Quark anschließend mit kaltem Wasser. Wiederholen Sie die Quarkpackung möglichst oft und gehen Sie wenig, damit die Entzündung ausheilen kann.

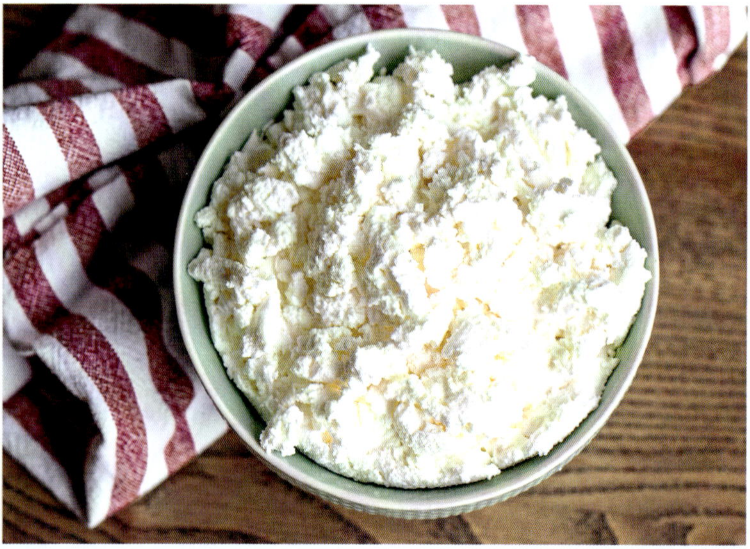

Kaltes Wasser, Schnee, Eis oder Coolpack

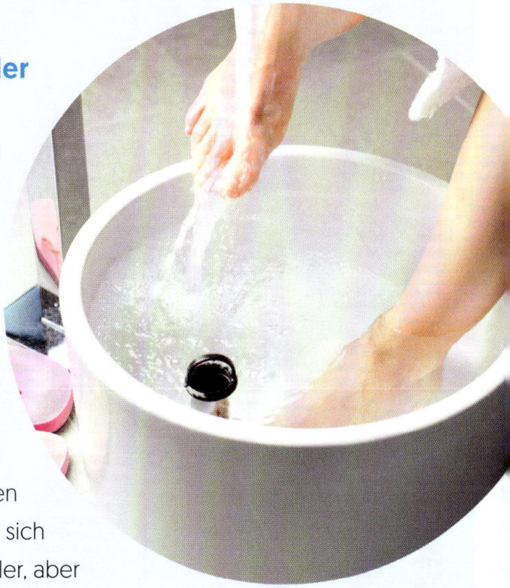

Da die Füße durch die Belastung des Gehens wärmer werden, kann ein Gefühl des Brennens entstehen. Dann ist eine kurze Kühlung (20 bis 30 Sekunden) im kalten Wasser (beim Wandern im Gebirgsbach oder Schnee) wohltuend. Zu Hause können Sie einen Eiswürfel oder ein Coolpack aus dem Tiefkühlfach verwenden, mit dem Sie Ihre warmen Füße kurz abreiben. Die Haut sollte sich nach der Abreibung ein bisschen kühler, aber nicht eiskalt anfühlen. Sie können diese Vorgehensweise nach einer Pause mehrmals wiederholen. Ihre Füße müssen aber unbedingt warm sein. Nie kalt auf kalt! Durch das mehrmalige Kühlen wird der Abtransport von Flüssigkeit aus dem Gewebe angeregt. Längere Kühlung ist nur bei einer akuten Verletzung mit andauernd erhöhter Temperatur hilfreich. Sie sollten dann zwischen Coolpack und Haut ein Handtuch legen, damit Sie keine Erfrierungen der Haut riskieren.

Warmes Fußbad mit basischem Badesalz

Sollten Ihre Füße kühl sein, gönnen Sie sich ein warmes Fußbad mit basischem Badesalz. Sie nehmen damit Einfluss auf den Säure-Basen-Haushalt Ihres Körpers. Dies ist besonders für das Bindegewebe Ihrer Füße wichtig. Ihre Haut wird sich nach dem Bad geschmeidig und warm anfühlen. Die Rückfettung der Haut, besonders wichtig bei verstärkter Hornhautbildung, wird unterstützt und das Austrocknen verhindert. Wenn Ihre Füße warm geworden sind, duschen Sie sie anschließend kurz mit eiskaltem Wasser ab. Das regt den Blutfluss für längere Zeit an.

Kalte Füße vermeiden

Werden Füße wie im Sitzen nicht belastet, können sie kalt werden – der Stoffwechsel sinkt. Auch in diesem Fall ist die Wahrscheinlichkeit von Schmerzen erhöht.

Wichtige Tipps zum Schuhkauf und zu eleganten Schuhen

Probieren Sie beim Schuhkauf immer zuerst den Schuh an Ihrem größeren Fuß. Der linke und der rechte Fuß sind nie identisch. Die Schuhgröße und die Schuhform sollten außerdem der Form und Größe Ihrer Füße entsprechen. Der Fuß ist vorn breiter und hinten schmaler. Die Ferse benötigt einen stabilen Halt.

Zu kleine Schuhe führen zu Druckstellen und Schmerzen. Ein hoher Absatz spreizt Ihren Vorfußballen, was den gesamten Fuß verformen kann. Durch die hohe Wadenspannung entsteht eine Verhärtung und Verkürzung von Muskulatur und Bindegewebe der Wade. In der Folge können Krampfadern auftreten. Es ist deshalb erstaunlich, dass in unserer Kultur hohe Absätze und schmale Schuhe im Allgemeinen für Frauen als besonders elegant gelten. Die entstehende Instabilität des Beckens mit Hohlkreuzbildung gilt in der Definition des weiblichen Ganges als erstrebenswert.

Lieben Sie dennoch enge, spitze Schuhe mit hohen Absätzen? Dann sollten Sie mit diesen Schuhen nicht zu lange gehen. Bei eleganten Lederschuhen können Sie den vorderen Bereich des Schuhes weiten oder auch vor dem Tragen mit Sprays behandeln, die das Leder geschmeidiger machen.

Viele wichtige Tipps zur Präparation der Schuhe erhalten Sie außerdem auch in Tanzsportläden.

Sie sollten bei der Schuhwahl auch Rücksicht auf die jeweilige Bodenbeschaffenheit nehmen: Je härter der Boden, desto fester und dämpfender sollte die Sohle sein, je weicher und dämpfender der Boden, desto weicher die Sohle. Hüten Sie sich aber bei den Schuhsohlen vor einer übertrieben weichen Dämpfung, da Ihr Nervensystem ansonsten nicht weiß, in welchem Moment Ihr Fuß den Boden berührt, und der Stoß deshalb bei der Landung des Fußes sehr hart wird. Bei einer stark gedämpften Sohle ist zudem der Abstand zwischen Boden und Fuß groß, die Hebelkräfte werden größer und die Gefahr einer Instabilität steigt.

Öfter mal die Schuhe **wechseln**

Da es den idealen Schuh für alle Gelegenheiten und alle Füße nicht gibt, ist es von Vorteil, den Schuh öfter zu wechseln. Bei akuten Schmerzen ist eine feste Schuhsohle mit einer Abrollhilfe im Vorfußbereich zu verwenden. Dies bedeutet, dass die Sohle rund nach oben gebogen und sehr steif ist, wie es bei vielen Laufschuhen oder besonders bei Wanderschuhen zu sehen ist.

Geeignete **Hilfsmittel**

Einlagen, Bandagen & Co.

Es gibt verschiedene wichtige Hilfen für Ihre Füße, die ich Ihnen hier gerne ans Herz legen möchte. Dazu gehören Einlagen, Bandagen, Orthesen und Zehensocken. Alle Hilfen dürfen verwendet werden, sie schaden Ihnen nicht. Vor allem bei Einlagen wird immer wieder behauptet, dass der Fuß dadurch seine muskuläre Kraft verlieren würde. Die Kraft des Fußes besteht aber aus der architektonischen Anordnung in einer Gewölbeform. Einlagen können diese Form unterstützen. Der größte Nachteil einer Einlage ist vielmehr die Behinderung der Flexibilität und Elastizität des Fußes: Sie drücken! Dadurch verspannt sich die Muskulatur. Deshalb empfehle ich das dauerhafte Tragen von Einlagen nur bei massiven Verformungen des Rückfußes. Für die meisten Menschen ist das Variieren eine gute Lösung.

Bandagen und Orthesen dürfen in diesem Sinne ebenfalls ohne ein schlechtes Gewissen verwendet werden. Sie können die Ausrichtung der Knochen stabilisieren und vor Druckstellen schützen. Das Verwenden von Zehensocken kann ich ohne Einschränkungen für alle Menschen dauerhaft empfehlen.

Stützende Einlagen

Bei stützenden Einlagen wird Ihr Rückfuß mit der Ferse auf der Innenseite stabilisiert. Durch eine Pelotte, eine Wölbung im Mittelfußbereich, wird das Quergewölbe angehoben. Die Stabilität nimmt zu, die Elastizität ihres Fußes wird durch den Gegendruck der Einlage behindert. Einlagen sind ein orthopädisches Hilfsmittel und sollen bei akuten Schmerzen helfen. Die Einlage ist aber niemals die einzige Hilfe und sollte auch keine Dauerlösung sein.

Zur individuellen Anpassung gehen Sie in ein Fachgeschäft zu einem orthopädischen Schuhmacher und nehmen die Schuhe, für die die Einlagen gefertigt werden, mit. In einem Fachgeschäft können Sie auch nach Erhalt der Einlagen mehrmals an einer Modifizierung arbeiten lassen.

Eine Einlage muss Ihnen sofort helfen. Es kann sein, dass Sie das für einige Stunden tut und der Fuß dann schmerzt. Ist das der Fall, ziehen Sie Schuh und Einlage aus und wechseln in einen anderen Schuh. Sie müssen die Einlage nicht immer tragen. Tragen Sie sie, solange sie Ihnen Hilfe bietet. Der Schuh sollte außerdem nicht am Rist drücken. Ist dies der Fall, ist die Einlage zu hoch. Haben Sie bereits alte Einlagen, die sich angenehm anfühlen, lassen Sie sich die gleiche Art wieder anfertigen. Unterstützen Sie Ihre Einlage auf jeden Fall durch eine bessere Belastung Ihres Fußes beim Gehen. Nach dem Tragen von Einlagen entspannen Sie Ihre Fußmuskulatur durch die Massage mit dem Igel- oder Noppenball.

Sensomotorische, propriozeptive oder podo-orthesiologische Einlagen

Bei einer sensomotorischen, propriozeptiven oder podo-orthesiologischen Einlage wird die Muskulatur des Fußes über Druckpunkte, kleine Erhöhungen in der Einlagensohle, mit ihren Verbindungen über Muskelketten und Bindegewebsfaszien durch den ganzen Körper aktiviert. Die Bezeichnungen variieren je nach Einlagensystem.

Die Einlagen verändern vor allem Ihre Haltung über dem Fuß. Sie wirken dadurch indirekt auf den Fuß und sind vor allem für Kinder oder bei weniger starken Schmerzen sinnvoll. Ob eine stützende, sensomotorische, propriozeptive oder podo-orthesiologische Einlage für Sie die richtige ist und ob Sie vielleicht auch verschiedene Arten nutzen können, ist von vielen unterschiedlichen Faktoren abhängig. Verfahren Sie nach dem Motto: »Probieren geht über Studieren.«

Orthesen

Druckstellen an den Zehen verursachen bei längerem Gehen unangenehme Schmerzen. Um eine Rötung und eine nachfolgende Schädigung der Haut zu vermeiden, werden Orthesen aus Silikon zur Korrektur der Stellung Ihrer Zehen angeboten. **(1)** Zum Schutz vor Überlastung der Haut sind vor allem einfache Schlauchverbände aus Silikon und elastischem Gewebe erfolgreich. **(2)** Sie sind einfach über die Zehen zu stülpen und verrutschen nur selten. Fersenpolster können einen Fersensporn druckentlasten.

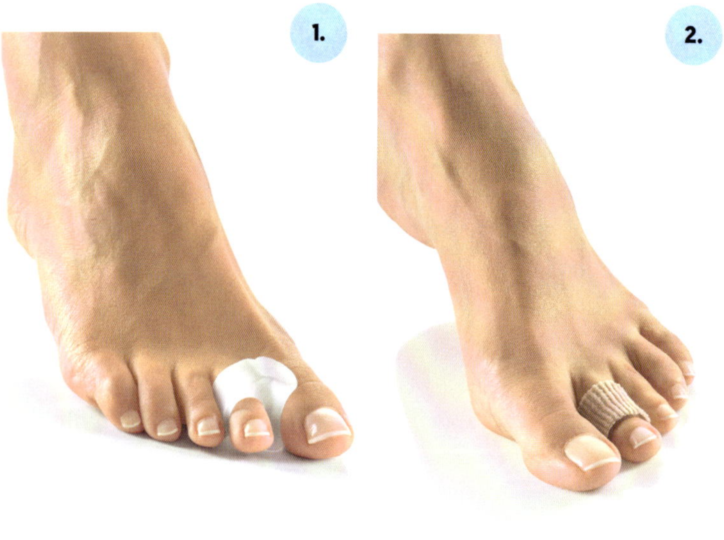

Orthesen und Schlauchverbände korrigieren die Zehenstellung und schützen die Haut - hier zwei Modelle von BORT®.

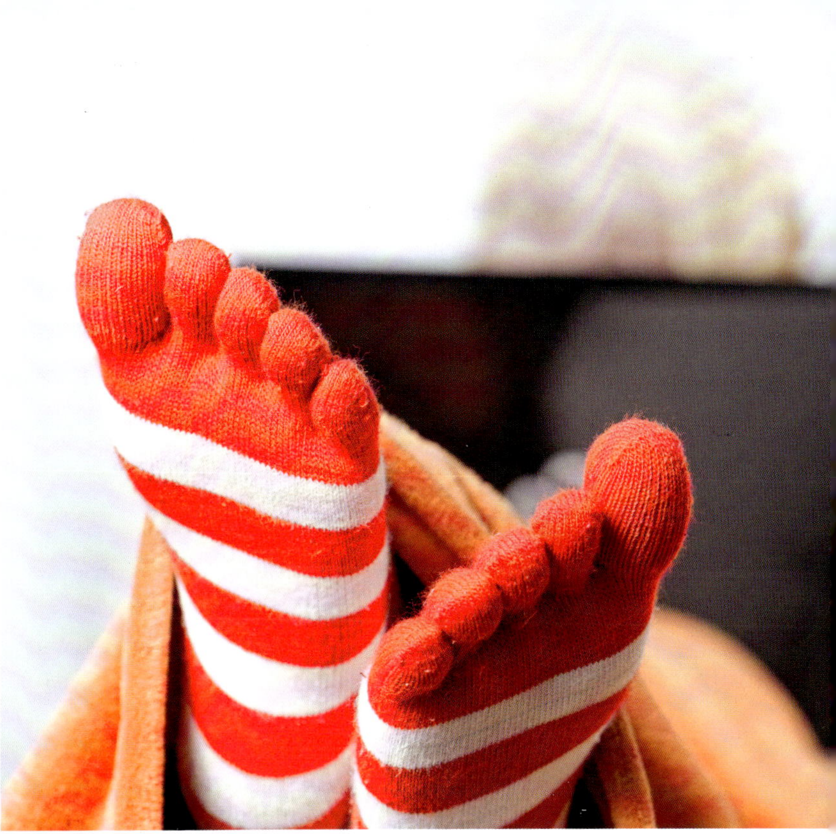

Zehensocken sind nicht nur hilfreich zur Prävention von Druckstellen, sie sehen auch noch stylisch aus.

Zehensocken

Eines der einfachsten und wirkungsvollsten Hilfsmittel auch in der Prävention von Druckstellen sind Zehensocken. Sie geben kleine Korrekturen im Richtungsverlauf zwischen den Zehen. Durch Zehensocken wird zudem der Tastsinn des Fußes geschärft. Zehen können ähnlich wie unsere Finger die Welt ertasten. Sie liefern wertvolle Informationen über die Beschaffenheit des Bodens. Dadurch wird die Aktivierung der Vorfußspannung gefördert.

Wenn eine **Operation** unvermeidbar ist

Wenn die Schmerzen bleiben

Falls alle in diesem Ratgeber vorgeschlagenen Maßnahmen und alles Üben nicht helfen, die Schmerzen zu lindern und in den Griff zu bekommen, sollten Sie mit einem Arzt abwägen, ob eine Operation Ihre Situation verbessern kann. Auch wenn es Ihnen um die reine Schönheit und den Tragekomfort bei eleganten Schuhen geht, sind Sie mit einer Operation sicherlich gut beraten.

Da der Fuß aus einem komplexen und filigranen Knochen-Weichteilgewebegeflecht besteht, dauert die Nachbehandlung nach Operationen aber meist bis zu einem halben Jahr. Hüten Sie sich vor Operateuren, die Ihnen einen schnellen Heilungsverlauf von wenigen Wochen versprechen. Leider verringert jede Operation durch das Schneiden, Bohren und Sägen in Ihrem Fuß auch dauerhaft die Elastizität des Fußes. Es kann lediglich die Stabilität und Ausrichtung verbessert werden. Ohne die Veränderung Ihres Gangs werden Sie aber über kurz oder lang wieder vor ähnlichen Problemen stehen.

Nehmen Sie sich nach dem Entschluss zu einer Operation für die ersten zwei Wochen nach dem Eingriff viel Zeit zur Schonung. In der ersten Phase ist es wichtig, die postoperative Schwellung zu behandeln. Dazu sollten Sie nur wenig gehen und Ihre Füße bei leichter abschwellender Gymnastik hochlegen. In der nächsten Phase sollte die Beweglichkeit der Gelenke und

OP-**Checkliste**

Achten Sie bei der Planung einer Operation auf folgende Dinge:

- Untersucht der Operateur bzw. die Operateurin Ihren Fuß mit seinen/ihren Händen und prüft er/sie die Elastizität Ihres Bindegewebes?
- Die Erfahrung zeigt, dass Operationen bei einem straffen Bindegewebe bessere Erfolgsaussichten haben.
- Sind Sie sich sicher, dass Sie Ihren Fuß mit einem guten Gefühl und ohne Zweifel an den geplanten Maßnahmen operieren lassen?
- Wenn Sie sich sicher sind, vertrauen Sie Ihrem Arzt/Ihrer Ärztin. Der Operationserfolg wird in den meisten Fällen besser verlaufen, da die Heilungsaussichten zu einem Teil auch von Ihrer inneren Einstellung abhängen.
- Klärt Sie der Operateur über die geplante Operation genügend auf und haben Sie Zeit, Fragen zu stellen?
- Sie sollten das Gefühl haben, dass Ihr Arzt oder Ihre Ärztin zusammen mit Ihnen einem Abwägungsprozess unterliegt.
- Bekommen Sie nach der Operation eine physiotherapeutische Nachbetreuung über viele Wochen?
- Sie sollten schon vor der OP einen Physiotherapeuten/eine Physiotherapeutin genannt bekommen oder sich um einen kundigen Physiotherapeuten in Ihrer Nähe kümmern. Nehmen Sie bereits vor der Operation Kontakt auf und vereinbaren Sie Termine.
- Ist der Operateur in Kontakt mit dem nachbehandelnden Physiotherapeuten und können Sie den Operateur auch nach der OP konsultieren?
- Die Kommunikation des Patienten mit Arzt und Physiotherapeuten ist bei auftretenden Problemen und Fragen entscheidend für eine schnelle Abklärung und Lösung des Problems.
- Wird der gleiche Operateur die Schrauben und Drähte wieder entfernen?
- Der Erst-Operateur weiß am besten über Sie, die Operationsmethode und Ihre spezielle Problematik Bescheid.

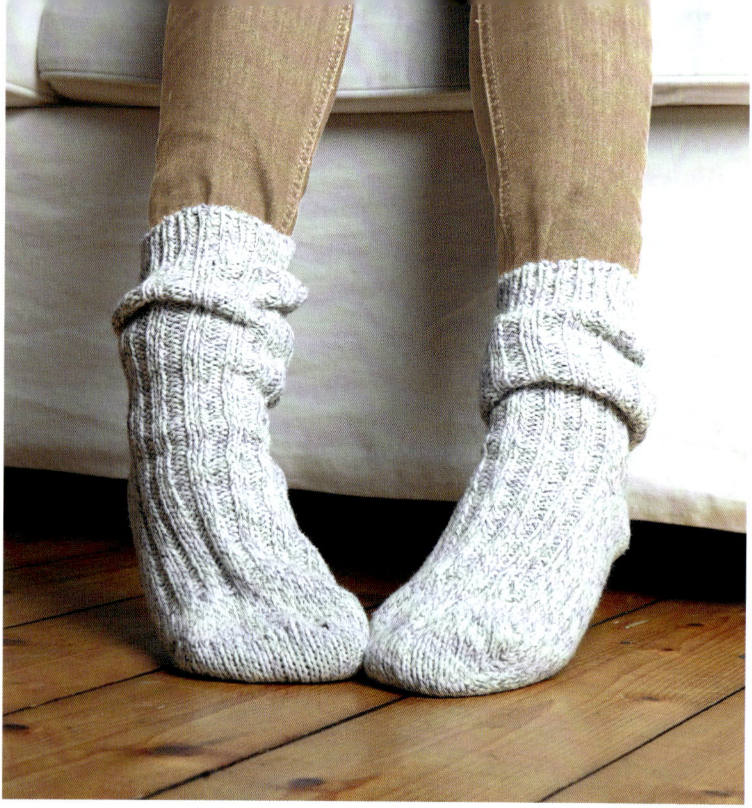

Die Füße bestehen aus einem komplexen und filigranen Geflecht aus Knochen- und Weichteilgewebe. Achten Sie gut auf sie!

die Belastungsfähigkeit wiederhergestellt werden. Nun stellt sich heraus, ob die Funktionalität des Fußes erhalten ist.

Leider wird bei der Operation Nervengewebe verletzt. Ihr Fuß wird sich nach der Operation nicht mehr wie zum Zeitpunkt seiner Schmerzfreiheit anfühlen. Alle verwendeten Schrauben, Platten und Drähte können nach der Operation Probleme in den Weichteilen bereiten und sollten deshalb nach einem Dreivierteljahr, spätestens jedoch nach zwei Jahren wieder entfernt werden.

Weiterführende **Adressen**

Fuß-Schule München –
Praxis für Physiotherapie
Tegernseer Landstraße 37a (Rgb.)
81541 München
www.fussschule.com

www.spiraldynamik.com
Über diese Seite ist auch eine Liste aller Spiraldynamik-Fachkräfte unter www.spiraldynamik.com/de/kontakt/therapie/index.html abrufbar.

Bewegtes Sitzen
Mi Shu Stuhl
Gabriele Wander
Bahnhofstraße 4
85567 Grafing
www.mishu.de

BORT Medical GmBH
Am Schweizerbach 1
71384 Weinstadt-Benzach
www. bort.com/de

Knitido®
Schönhauser Allee 51
10437 Berlin
www.knitido.de

Sole Runner®
Bahnhofstraße 1
86911 Dießen am Ammersee
www.sole-runner.com

Bildnachweis

Mit 61 Farbfotos zu den Übungen und zum Tapen von Katrin Winkler, Ralf Blechschmidt und Anna-Magdalena Schnauss/© Fuß-Schule München, Thomas Rogall

Mit 20 Farbfotos: S. 3 (Robert), S. 5 (ZayNyi), S. 7 und hintere Umschlagseite (Nobilor), S. 12 und 19 (kittima), S. 13 (Jan), S. 16 (Africa Studio), S. 28, S. 31 und linke Außenklappe (mukku), S. 34 (gball-giggs), S. 35 (sorapop), S. 45, S. 79 und linke Innenklappe oben (Pixel-Shot), S. 49 und rechte Innenklappe (sorapop), S. 61 (chinnarach), S. 69 (yvdat), S. 82 (rico287), S. 83 und linke Innenklappe (Kzenon), S. 89 und S. 92 (ASK-Fotografie) und 3 Farbzeichnungen von Adobe Stock: S. 15 und 24 (rob3000) und S. 27 (rumruay)

Foto S. 81: Sole Runner®, Dießen am Ammersee

Fotos S. 88: BORT GmbH, Weinstadt-Benzach

Skelettmodelle (Seite 8, 9, 10 unten): Erler-Zimmer

Impressum

Umschlaggestaltung und -illustration von bux design, Agentur für Konzeption, Gestaltung und Produktion/Lisa Höfner, München, www.buxdesign.de

Mit 86 Farbfotos und 3 Farbzeichnungen.

FSC® MIX Papier aus verantwortungsvollen Quellen FSC® C110508 www.fsc.org

Gedruckt auf chlorfrei gebleichtem Papier

ISBN 978-3-96859-051-6
Projektleitung und Redaktion: Nicole Janke
Gestaltungskonzept: bux design, München
Gestaltung und Satz: Katrin Kleinschrot, Stuttgart
Produktion: Vanessa Frömmig
Druck und Bindung: Westermann Druck Zwickau GmbH, Zwickau
Printed in Germany/Imprimé en Allemagne